Online-Material auf psychotherapie.tools

Mit dem untenstehenden Freischalt-Code erhalten Sie die digitalen Arbeitsmaterialien aus diesem Buch. Hierfür ist eine Registrierung auf psychotherapie.tools notwendig:

1. psychotherapie.tools/online-material öffnen.
2. Freischalt-Code eingeben.
3. Auf »Freischalt-Code einlösen« klicken. Der Code ist einmal gültig.
4. Im Warenkorb auf »Credits einlösen« klicken und Vorgang nach Login abschließen.
5. Arbeitsmaterialien nutzen.

Die Arbeitsmaterialien stehen Ihnen in Ihrem Kundenkonto unter »Mein Material« dauerhaft zur Verfügung. Sie sind für Ihren persönlichen Gebrauch bestimmt.
Als Institution mit mehreren Nutzer:innen wenden Sie sich bitte an vertrieb-psychotherapie.tools@beltz.de

YD2GJ9BLD2

Münnich

Tiger Taio auf der Selbstwertspur

Marny Münnich

Tiger Taio auf der Selbstwertspur

Ein Kinderfachbuch zur Stärkung des Selbstwerts

Mit Online-Material

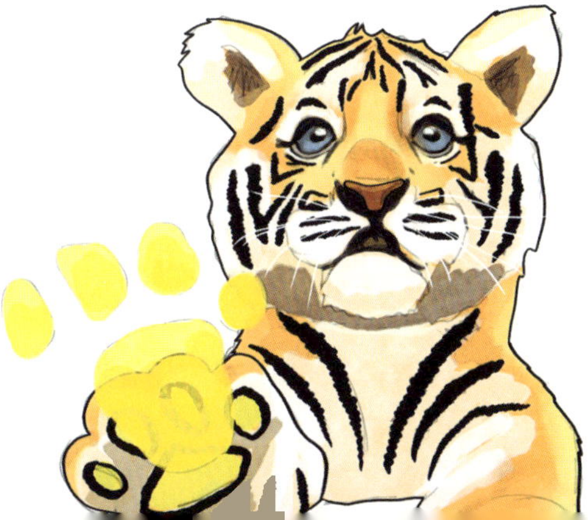

BELTZ

Marny Münnich
muennich@uni-wuppertal.de

Reihe »Therapie4Kids«
Reihenherausgeberin:
Melanie Gräßer
Barbarossastraße 64
59555 Lippstadt
m.graesser@therapie-lippstadt.de
www.melanie-graesser.de

FSC www.fsc.org MIX Papier | Fördert gute Waldnutzung FSC® C089473

Dieses Buch ist erhältlich als:
ISBN 978-3-621-29184-2 Print
ISBN 978-3-621-29185-9 E-Book (PDF)

1. Auflage 2025

Lektorat: Anja Pilsl
Umschlagbild und Illustration: Matthias Pilsl
Grafiken Arbeitsblätter: GettyImages

Herstellung: Sonja Droste
Satz: Sonja Droste und WMTP Wendt-Media Text-Processing GmbH, Birkenau
Druck und Bindung: Beltz Grafische Betriebe, Bad Langensalza
Beltz Grafische Betriebe ist ein Unternehmen mit finanziellem Klimabeitrag (ID 15985-2104-1001).
Printed in Germany

Weitere Informationen zu unseren Autor:innen und Titeln finden Sie unter: www.beltz.de

Inhalt

Sei dabei auf der super starken Selbstwert-Spur: So funktioniert dieses Buch

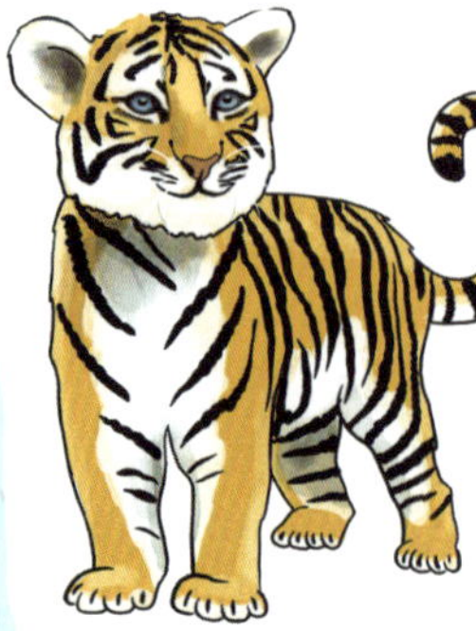

Liebe Tigerfreundin, lieber Tigerfreund,
in diesem Buch lernst du Tiger Taio kennen. Am Anfang war er sehr traurig über sich selbst. Er verglich sich oft mit anderen und wollte am liebsten gar nicht mehr aus seiner Höhle. Aber er konnte auf seinem Weg lernen, richtig glücklich über sich zu werden. Taio hat eine besondere Fähigkeit: Er hinterlässt mit seinen Pfoten bunte Spuren. Ist das nicht wunderbar? Ja, das ist wirklich ein tolles Wunder, auch wenn er das am Anfang selbst nicht so fand. Du kannst ihm jetzt auf seinen bunten Pfotenspuren durch dieses Buch und sein Abenteuer folgen. Hast du das schon einmal gemacht? Wenn du dich entscheidest, seine Geschichte kennenzulernen, wird dich das bestimmt auch tigerstark machen.

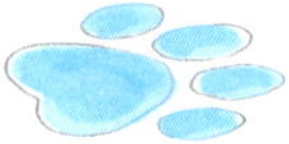

Pfote drauf!

Viel Spaß auf den Spuren eines echten Tigers wünscht dir

Marny Münnich

Liebe Fachleute, Kinder- und Jugendlichenpsychotherapeut:innen, Kinder- und Jugendpsychiater:innen, Mitarbeiter:innen in der Jugendhilfe,

Taio, der Tiger mit den bunten Pfotenspuren, hat eine wichtige Spur aufgenommen und auf seiner Suche gefunden, was ihm zu einem gesunden und glücklichen Leben fehlte: das Bewusstsein für den eigenen Wert. Seine Geschichte bietet einen guten Ausgangspunkt, Kinder für die Selbstwertarbeit zu begeistern. Denn gerade, wenn Kinder sich als wenig wertvoll erleben oder bisher nicht ausreichend selbstwertdienliche Erfahrungen machen konnten, kann der Tiger mit den bunten Pfotenspuren, der das Problem nur allzu gut kennt, tröstlich sein. Und mehr noch - er macht Mut, sich auf seine Spuren zu begeben, um sich selbst als wertvoll zu erfahren. Unser Buch ist in drei Teile gegliedert:

(1) **Geschichtenteil:** Im ersten Teil finden Sie die Kindergeschichte zum Vorlesen und Anschauen. Sie erzählt von Taios Suche nach seinem Selbstwert, der sich durch neue Perspektiven auf sich selbst, in der Begegnung mit anderen und in selbstwertstärkenden Erfahrungen neu und sicher festigt.

(2) Kindererklärteil: Im zweiten Teil wird die Geschichte mit den Kindern vertieft. Hierbei wird versucht, das Konstrukt Selbstwert kindgerecht und leicht verständlich über Metaphern und bildhafte Vergleiche zu vermitteln. Es gibt Fragen an die Kinder, die eine Brücke zwischen der Geschichte und den Arbeitsblättern schlagen. Es finden sich auch jede Menge Tipps und Übungen, die teilweise ausgegliedert auf den Arbeitsblättern vertieft werden. Die Arbeitsblätter bieten Raum, um sich auszuprobieren, sich auszudrücken und Erfahrungen mit zu gestalten, die das Kind selbstwertstark machen können.

(3) Therapeutenteil: Im dritten Teil finden Sie Fachinformationen für die praktische Umsetzung. Dieser Teil richtet sich ausschließlich an Sie und gibt Ihnen neben Impulsfragen auch ganz konkrete Anregungen zu den Interventionen für eine vertiefende Arbeit. Die Arbeitsblätter finden Sie am Ende des Buches oder auf **https://psychotherapie.tools** zum Download.

Tipp: Lesen Sie die Kindergeschichte im Tempo des Kindes, um auf seine individuelle Selbstwertspur zu kommen. Mit entsprechenden Fragen, die Sie im Kindererklärteil finden, signalisieren Sie Interesse und Wertschätzung und vermitteln damit, dass das Kind nicht alleine ist, sondern Sie es auf seinem Weg zu einem tigerstarken Selbstwert begleiten. Verstärken Sie kleine und große Fortschritte mit den Arbeitsblättern, sodass das Kind Vertrauen in sich und andere gewinnen kann – so wie Taio, der sich in einer sicheren Umgebung zu einem richtigen Selbstwertkünstler entwickeln konnte.

Als Therapeutin und als Mensch bin ich dankbar für die Möglichkeit, ein so wichtiges und wertvolles Thema in Form eines Kinderbuches mitgestalten zu dürfen und bedanke mich für die Zusammenarbeit bei Anja und Matthias Pilsl, die Tiger Taio mit dazu verholfen haben, auf die richtige Selbstwertspur zu kommen, sodass er hoffentlich vielen Kindern mit Selbstwertzweifeln helfen und ein Vorbild sein wird.

Liebe Grüße

Marny Münnich

TIGER TAIO

I Die Geschichte von Tiger Taio und der Selbstwertspur

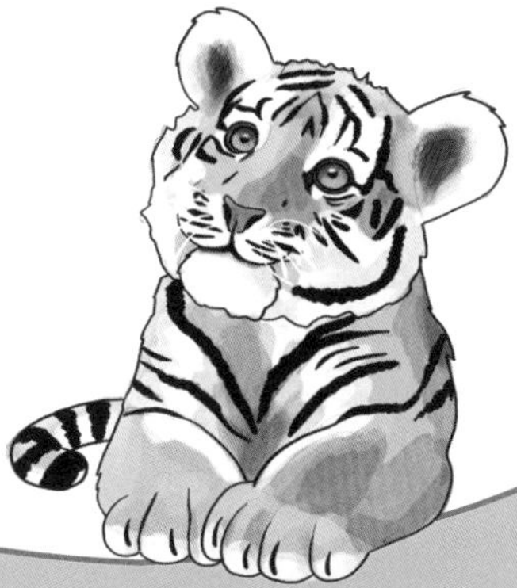

Ein kleiner Tiger wurde im Tierpark abgegeben. Um genau zu sein: In eine Auffangstation. Das ist eine Station, die verletzte oder schwache Tiere aufnimmt, damit sie schnell wieder gesund werden. Die Tiere finden hier Schutz und Ruhe. Doch am Anfang kann das ganz schön aufregend und neu sein …

Der kleine Tiger Taio ist ein ganz besonderer Tiger, denn er hinterlässt bunte Pfotenabdrücke! Viele Menschen wollen den kleinen Tiger mit den bunten Tatzen besuchen. Auch Menschen von der Zeitung kommen, denn sie wollen unbedingt den ersten Artikel über den sonderbaren, kleinen Tiger schreiben. Ganz vorsichtig und behutsam warten sie vor dem Tigergehege. Aber auch nach langem Warten und nach Wochen wird klar: Der Tiger lässt sich nicht blicken. Er bleibt in seiner Höhle, die ihm Schutz gibt. Nur ein Foto war möglich, sonst bekommt ihn niemand zu sehen. Warum bloß? Was ist denn da los?

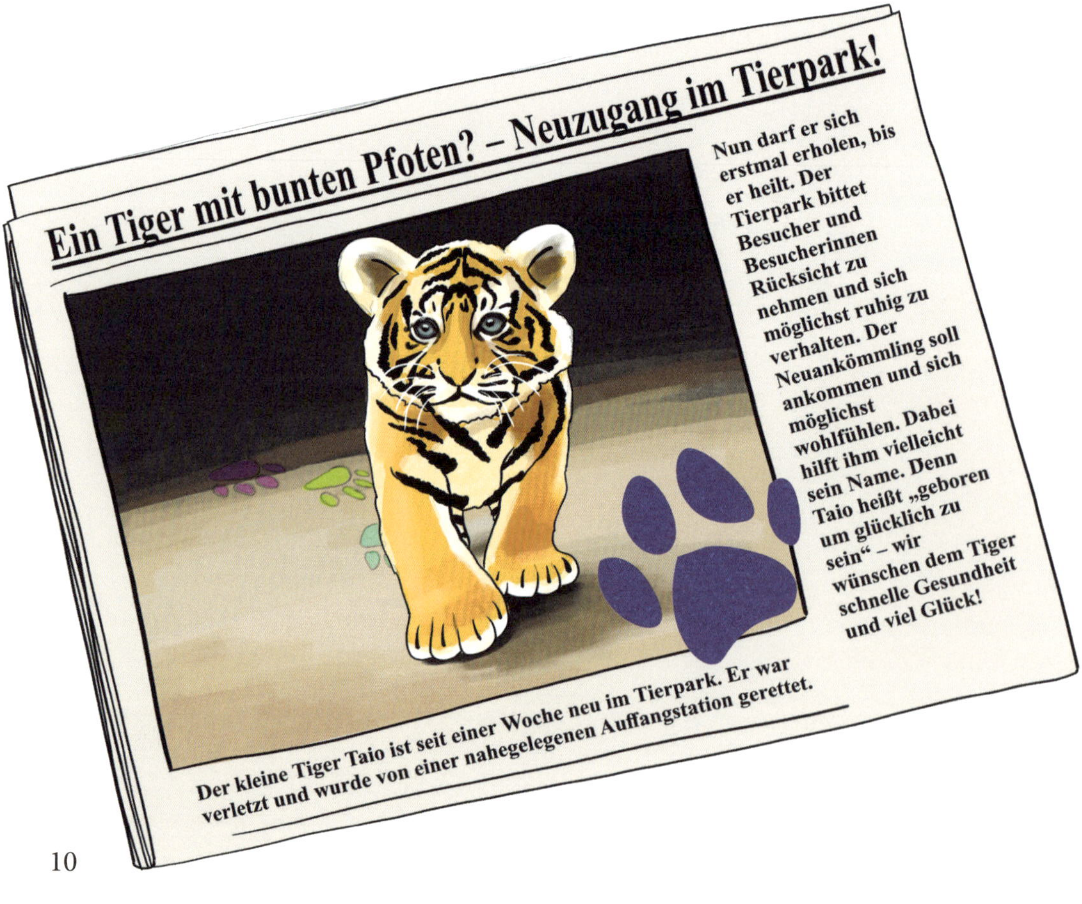

Taio ist sehr scheu. Er hat keinen Mut, aus der Höhle zu gehen. Und das ist seltsam, denn Tiger gehören zu der Familie der Großkatzen. Sie zählen sogar zu den größten Raubkatzen der Erde. Aber großartig fühlt sich Taio keineswegs.

Er hat Schlimmes erlebt, machte Nächte kaum ein Auge zu und nach vielen Fahrten ist er hier angekommen. Alles ist fremd. Erst dachte er, Ruhe zu haben und sich erholen zu können. Doch dann geht es los: Die anderen jungen Tiger lachen ihn aus, weil seine Pfoten bunt sind. »Du bist ja ein ganz seltsamer Tiger! Dich erkennt man schon von Weitem! Das ist ja gar nicht tigertypisch!«

Taio schämt sich noch mehr für sich selbst. Er versucht sich so wenig wie möglich zu bewegen, um ja keine Spuren zu hinterlassen. »Wenn ich mich in die hinterste Ecke der Höhle zurückziehe, dann falle ich nicht mehr auf«, denkt er. »Man wird nicht mal mehr meine Pfotenabdrücke und Spuren sehen. Dann ärgern die anderen mich auch nicht weiter!« Also bleibt er weiter in seiner Höhle.

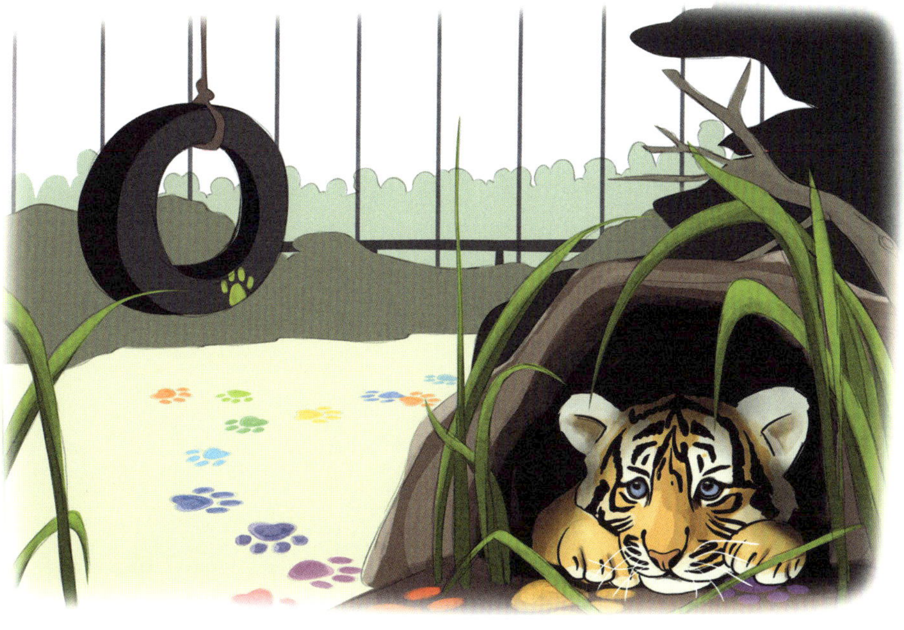

Tagsüber beobachtet er die anderen Tiger. Sie tollen herum und fauchen einander an. Die einen wirken sehr stolz, mutig und selbstbewusst, die anderen etwas furchteinflößend. Taio macht das traurig. »Ich fühle mich gar nicht mehr wie ein richtiger Tiger«, denkt er. Von der Höhle aus kann Taio die Pfaue beobachten, die jeden Tag ihre wunderschönen Räder in blau und grün schlagen. So schöne Farben hat er zuvor noch nie gesehen. Aber dann fragt er sich: »Wieso kann ich nicht so beeindruckend sein?« Taio wird unzufriedener und immer unzufriedener. Es ist ein riesen großer Großkatzenjammer!

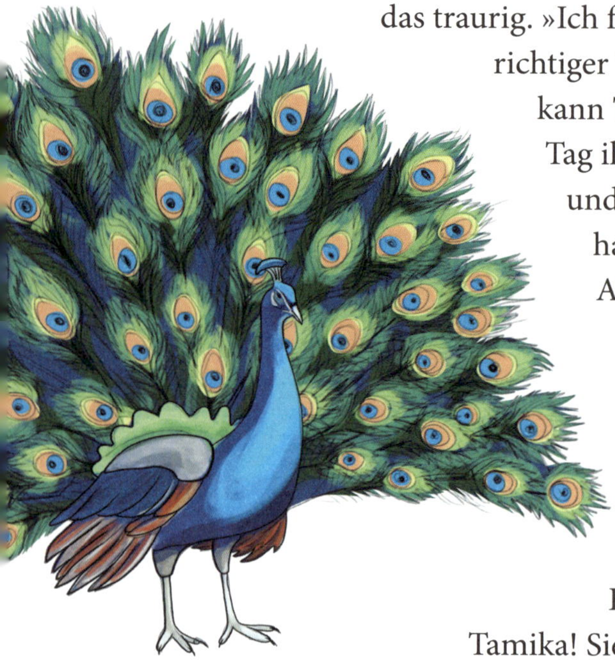

Es gibt nur eine, die nett zu ihm ist: Tamika! Sie ist seine einzige Tigerfreundin und Taio ist froh, sie zu haben. Aber heute ist sie ungeduldig: »Taio!«, knurrt sie. »Es bringt doch nichts, dich hier im Dunkeln zu verkriechen und sich die ganze Zeit nur mit anderen zu vergleichen! Komm Tiger, jetzt gehen wir die Herausforderung zusammen an! Spring über deinen Schatten und komm raus mit uns!« Taio versucht es, aber er kann nicht. Wahrscheinlich hat Tamika recht. Aber da sind wieder diese Gefühle, die ihn immer begleiteten und ihn in die Höhle zurückziehen: Angst und Scham.

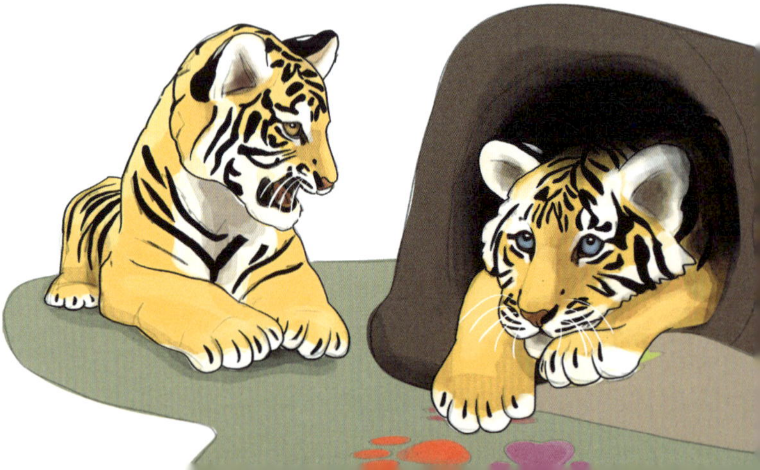

Zum Glück regnet es. Denn bei Regenwetter kommt niemand auf die Idee, den Tierpark zu besuchen. Es wartet also keiner darauf, dass sich Taio zeigt! Taio schaut in eine Pfütze und entdeckt sein Spiegelbild. Doch was er sieht, gefällt ihm gar nicht. Er beginnt sogar, sein Spiegelbild zu beschimpfen: »Du Taugenichts! Du bist gar nichts wert …«
Taio wünscht sich in diesem Moment, unsichtbar zu sein.

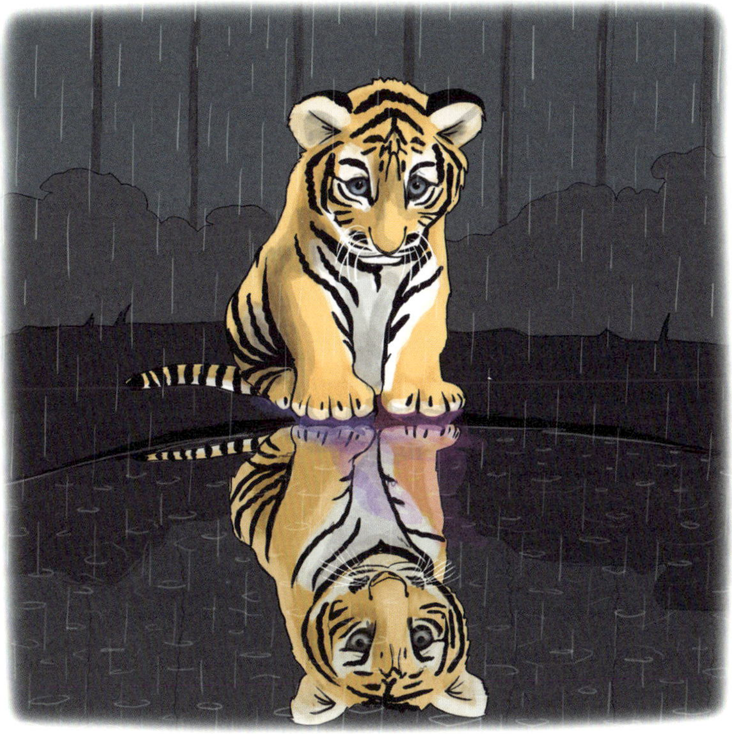

Als er zurückkehrt, hört er die anderen Tiger in der Höhle, wie sie über ihn tuscheln. »Ja, der Taio. ›Geboren um glücklich zu sein‹, soll sein Name bedeuten. Davon ist der weit entfernt …«, hört er sie sagen. Und sie haben recht: Glücklich fühlt er sich nicht. Um wenigstens nach außen so zu wirken, als wäre alles okay, setzt er hin und wieder sein schönstes Lächeln auf, täuscht gute Laune vor und macht viele Scherze. Aber abends weint Taio dicke Tigertränen in sein gestreiftes Fell.

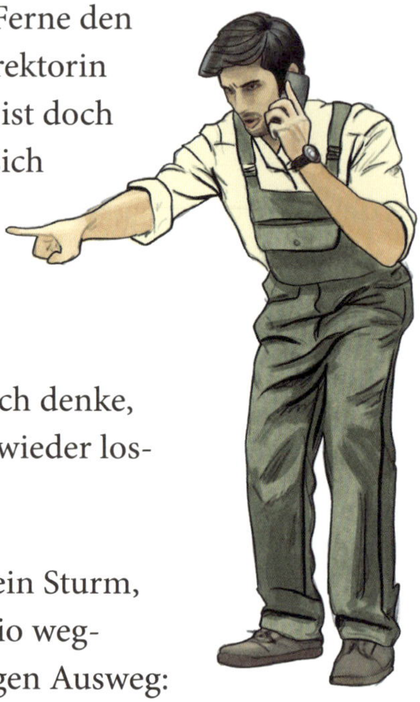

An diesem Morgen hört Taio in der Ferne den Tierpfleger. Er telefoniert mit der Direktorin des Tierparks: »Der neue Tiger? Das ist doch gar kein richtiger Tiger. Der verhält sich überhaupt nicht so! Ganz im Gegensatz zu den anderen Tigern. Sie sind stark, mutig, stolz, selbstbewusst. Schauen Sie sich den Tiger-Taugenichts morgen selbst an. Ich denke, Sie sollten den kleinen Tiger schnell wieder loswerden.«

Die Worte des Tierpflegers sind wie ein Sturm, der das letzte Selbstvertrauen von Taio wegpustet. Er sieht nur noch einen einzigen Ausweg: spurlos verschwinden. Am besten in der Nacht! »Hier gehöre ich sowieso nicht hin«, denkt er. Das ist ein befreiender Gedanke: Dem Gehege den Rücken kehren und so seinen Problemen entkommen – das ist die beste Idee, die Taio in diesem Moment hat!

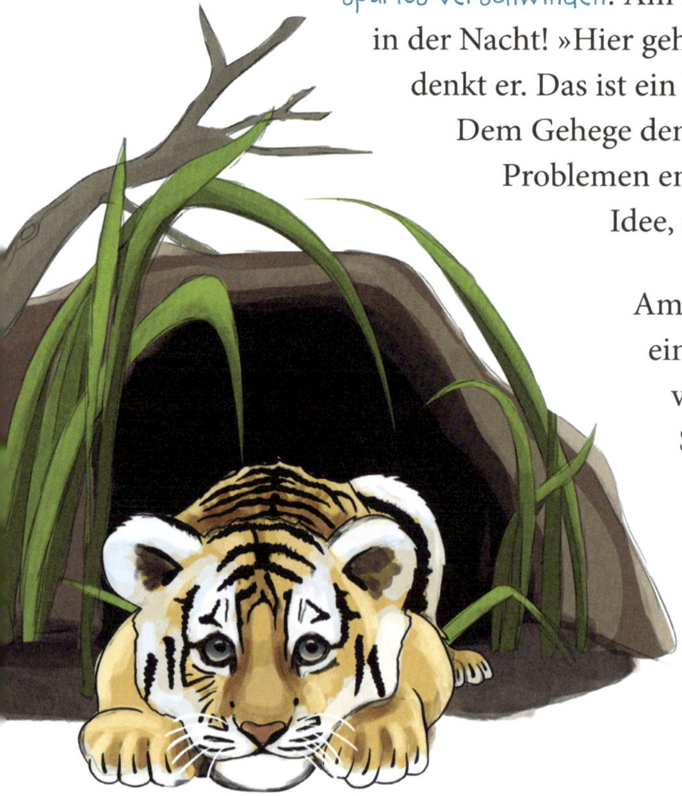

Am Abend steckt Taio heimlich einen Ast zwischen das Gatter und verhindert, dass es ganz ins Schloss fällt. Als es dunkel ist, macht er sich auf den Weg. Aber viel weiter als zum Reptilien-Haus kommt er gar nicht.

Neugierig streckt er seine Barthaare durch die Eingangstür. Alles ist ruhig. Nur ein Chamäleon schaut Taio neugierig an und es bemerkt schnell, wie traurig Taio ist. »Warum bist du denn so traurig, kleiner Tiger?«, fragt das Chamäleon, das Loah heißt. Taio fasst sich ein Herz. »Ich bin als Tiger nichts wert«, seufzt er. »Ich bin gar nicht tiger-stark und mutig. Außerdem hinterlasse ich auch noch diese blöden, bunten Schmierereien mit meinen Pfoten.« Er deutet mit seinem Schwanz auf die bunten Pfotenspuren hinter ihm. »Ich will einfach nur weg, unsichtbar werden, aber nicht mal das geht mit diesen bunten Spuren!« »Also, also!«, ruft Loah. »Ich habe zumindest noch keinen Tiger erlebt, der sich ins Reptilienhaus traut. Und das auch noch nachts! Das ist schon einmal sehr mutig!«

Loah ist zudem hellauf begeistert. »Wer will schon ganz unsichtbar werden, wenn man sich auch verwandeln kann?! Deine Begabung ist phänomenal perfekt dafür! Sag mal, kannst du mir ein paar Pfotenabdrücke an das Glas machen?«

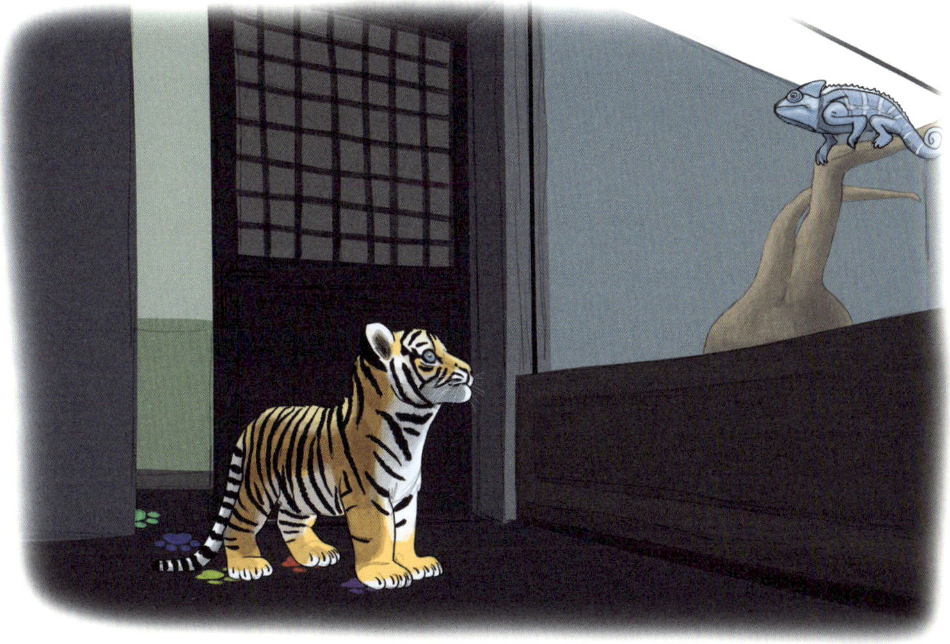

Taio hat sowieso nichts mehr zu verlieren. Also tut er Loah den Gefallen, und macht einen großen gelben Pfotenabdruck auf das Glas. Wie durch ein Wunder färbt sich das Chamäleon in den gleichen Gelbton des Abdrucks.

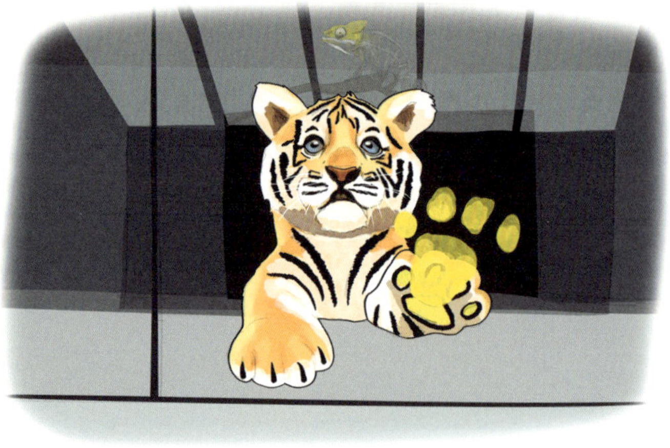

Auch Taio ist nun begeistert. Denn als Loah wieder zum Sprung ansetzt und vor einem seiner grünen Pfotenabdrücke landet, da nimmt es denselben Grünton an. Loah hüpft weiter von Pfotenabdruck zu Pfotenabdruck und färbt sich fröhlich in Gelb und Rot und wieder von vorn in Grün. Loah fordert Taio auf, weitere Abdrücke ans Terrarium zu machen, um noch mehr bunte Farbe in dem grauen tristen Raum zu hinterlassen. Taio springt um das Terrarium herum und hinterlässt das erste Mal mit großer Freude weitere bunte Abdrücke. Und auch Loah hat einen riesigen Spaß, Taio hinterher zu springen, um sich von einer bunten Farbe in die nächste zu verwandeln. Beide sind richtig aus der Puste.

Sie bestaunen das bunte Glas. »Hier fühle ich mich viel wohler«, sagt Loah glücklich, »mit so viel Farbe um mich herum!« Taio freut sich über Loahs Glück. »Weißt du«, sagt das Chamäleon, »viele Farben gehören zu uns. Wir haben beide unterschiedlich graue Zeiten erlebt, aber auf dich warten noch ganz bunte Zeiten. Denn wenn du dich traust, dich und deine Fähigkeiten zu zeigen, kannst du ganz bestimmt genau erkennen, wie wertvoll du bist.«

»Graue Zeiten?«, fragt Taio neugierig »Was meinst du damit?« Und Loah erzählt, dass er früher woanders wohnte. In einem winzigen, grauen Glaskasten, in dem er sich fast gar nicht umdrehen konnte. Er hatte kaum etwas zu essen bekommen und war immer dünner und dünner geworden. Doch eines Tages war er hier gelandet, in der Auffangstation des Tierparks. »Was mir aber noch gefehlt hat«, sagt Loah, »waren die Farben und die hast du mir jetzt geschenkt – und nicht nur das, dazu habe ich auch einen neuen Freund bekommen.«

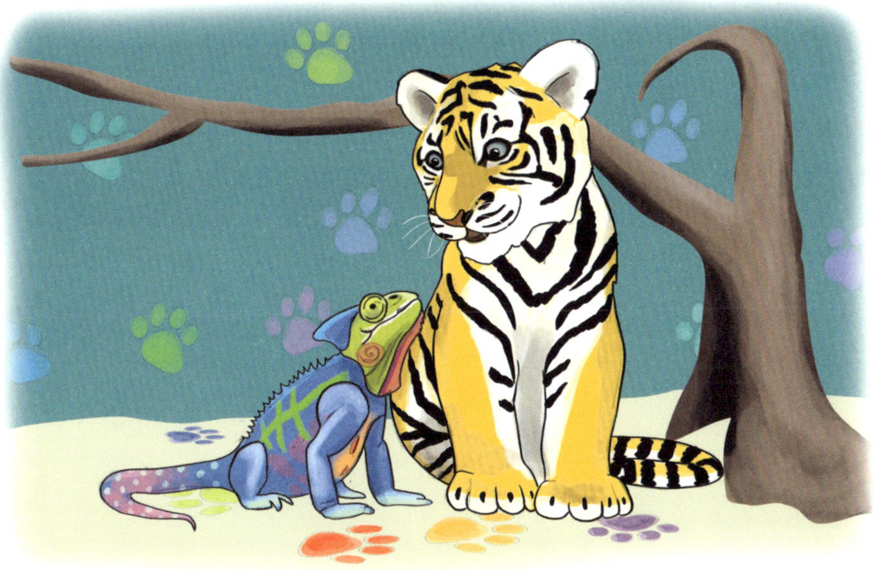

Taio ist traurig, wie Loah behandelt wurde. Er will, dass es Loah noch besser geht. Also macht Taio einen Sprung, klettert über die Glaswand und landet sanft auf seinen vier bunten Pfoten neben Loah. Jetzt sind sie zusammen. Freundlich berührt Loah seine Tatze. Er hat keine Angst vor seinen Farbpfoten. So nah war Taio noch nie jemandem. »Du bist ein wahrer Freund, Taio, und sehr viel wert.«

Es fühlt sich schön an, einen neuen Freund zu haben. Und es fühlt sich noch viel schöner an, ein wahrer Freund zu sein. Taio erzählt Loah seinen Ausbruchplan. »Ich würde mich freuen, wenn du hier bleibst und ich dich öfter sehe!«, sagt das Chamäleon.

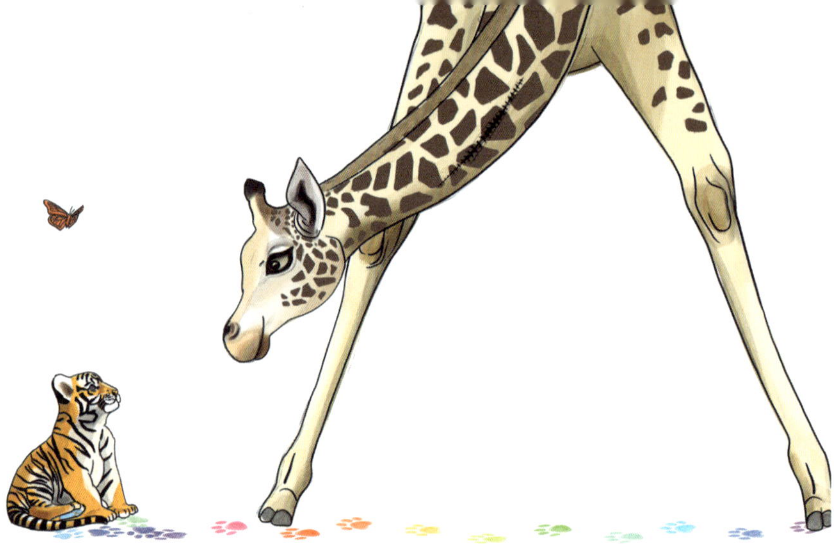

Doch Taio muss los. Dennoch spürt er eine Wärme in sich, als er das Reptilienhaus verlässt und in die kalte Nacht hinaus geht. So etwas Schönes hat er seltsamerweise noch nie gespürt.

Als Taio weiter durch den nächtlichen Park schleicht, wird ihm etwas mulmig zumute. Plötzlich prallt er gegen eine der Laternen des Parks. Doch sie leuchtet gar nicht. Dafür beginnt sie zu wackeln … oder zittert sie etwa? »Wer ist da unten?«, fragt eine Stimme, die scheinbar aus den Wolken kommt. Taio ist nicht sicher, wer da mit ihm spricht. Er ist so erschrocken, dass er fast keine Luft bekommt. Aber dann sieht er, dass die Laterne gemustert ist. Gemustert wie die Giraffen, die er von Weitem gesehen hat und aus seiner Heimat kennt. Jetzt erkennt er die Beine und den langen Hals einer großen Giraffe ganz klar. Langsam und bedächtig, fast wie in Zeitlupe, beugt sich die Giraffe namens Naana mit ihrem Kopf zu ihm herunter.

Ihr Gesicht ist sehr freundlich, aber auch sie zittert ein wenig, denn Tigerbesuch kennt sie nicht. »Ich bin Taio, aber ich tu dir nichts!«, sagt Taio. »Gut, dass du mich von da oben gesehen hast.« Der Kopf von Naana ist nun ganz nah vor ihm. Dabei berührt Taio fast ihre weichen Nüstern. Er spürt ihren ruhiger werdenden Atem durch seine Barthaare, die sich dadurch ein bisschen bewegen. Er beruhigt sich allmählich. Die Spannung in seinen Schnurrbarthaaren weicht und Entspannung breitet sich aus.

»Ich muss von da oben sehr vorsichtig mit anderen Lebewesen sein. Ich möchte keinem wehtun«, sagt Naana, »mir wurde früher einmal wehgetan und ich war sehr verletzt … Dann bin ich hier angekommen.« »Das ging mir genauso«, erzählt Taio aufgeregt, »und dann kam ich zu den anderen Tigern hier.«

Er wird traurig. »Du bist so ruhig und friedlich. Ganz anders als die Tiger hier. Die machen sich lustig über mich. Dadurch fühle ich mich dann ganz oft klein und wertlos.« »Du kannst doch sicher gut klettern, Taio!«, sagt Naana und zeigt mit ihrem Kopf auf einen großen Baum neben ihr. »Klettere doch hier zu mir nach oben auf einen der Äste. Von hier oben sieht die Welt ganz anders aus.« Taio findet die Idee sehr spannend und klettert auf den Baum.

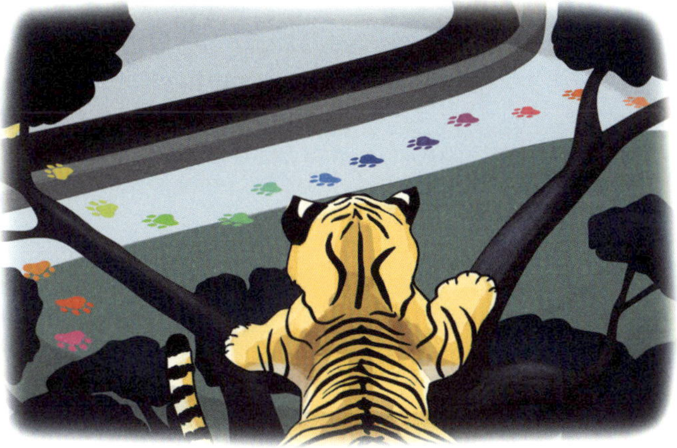

»Na, erkennst du deine Pfotenspuren?«, fragt Naana. Und tatsächlich! Taios bunte Pfotenspuren sind im Mondschein auf der Erde zu sehen! Als er so von oben auf alles blickt, kommt ihm alles auf einmal ganz klein und weit weg vor. Die Pfotenspuren, aber auch die Ängste und Sorgen und die anderen Tiger.

Und noch etwas sieht er, als er auf dem Ast sitzt und so nah an Naanas Hals ist: Eine Narbe. »Was ist ihr nur passiert? Warum ist sie in die Auffangstation gekommen?«, geht es Taio durch den Kopf. Er will sie eigentlich danach fragen, traut sich dann aber doch nicht. »Vielleicht wird sie traurig, wenn ich danach frage?«, überlegt Taio und er klettert langsam und nachdenklich den Baum wieder hinunter.

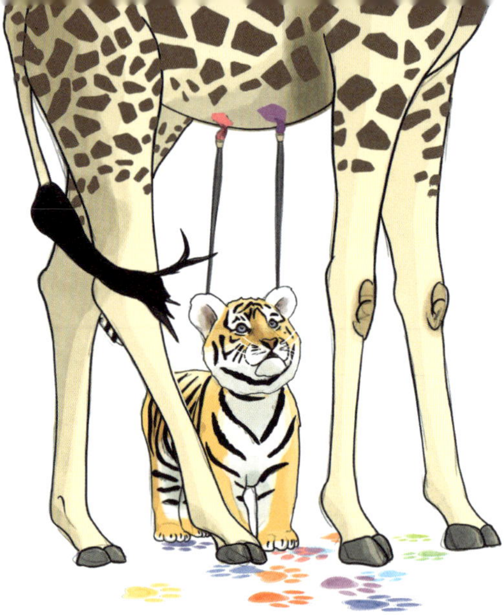

Als Taio wieder am Boden vor der Giraffe steht, fühlt er sich wieder ganz klein. »Ich möchte mich genau so groß und stark fühlen, wie du aussiehst. Kannst du mir zeigen, wie das geht?« Naana stellt sich vor ihn hin: »Mach mir nach!« Taio stellt sich auf seine vier Pfoten, sicher wie Naana auf ihren Hufen. »Mach deine Schultern gerade und atme tief ein. »Gut!«, sagt Naana. »Recke dich und strecke dich, als ob du an deinen Ohren Pinsel hättest und meinen Bauch damit streichen willst. Denn da ist mein Körper noch nicht gemustert.« Taio stellt sich die Pinsel an seinen Ohren vor und reckt und streckt sich, um den Bauch von der Giraffe bunt zu streichen.

Und er ist verblüfft! Es fühlt sich fast so an, als sei er in diesem Moment gewachsen – nicht nur äußerlich, sondern auch in sich drinnen. Er fühlt sich groß und ganz selbstbewusst und das alles, ohne dass er andere anfaucht, sich über sie lustig macht oder sie in den Schatten stellt. Seine bunten Pfoten, seine Geschichte, alles das gehört zu ihm und ist in ihm und wächst. Im Schutz der Giraffe fühlt er sich sehr wohl. Hier kann er fast über sich hinaus wachsen. Taio mag das neue Gefühl, sein Körper kribbelt und eigentlich möchte er bei ihr bleiben. Aber dann fällt ihm wieder sein Ausbruchsplan ein und er weiß, dass er sich verabschieden muss: »Tschüss, Naana«, sagt er und nimmt eine andere Spur auf.

Taio ist lange bei Naana geblieben und hat nicht gemerkt, wie schnell die Zeit vergangen ist. Nun sieht er bereits die Morgenröte. »Jetzt muss ich mich aber beeilen, wenn ich noch ungesehen verschwinden will!«, denkt er. Doch da kommt er an einem großen Graben vorbei. »Wohnt hier etwa ein besonders gefährliches Tier?«, fragt er sich etwas ängstlich.

Doch als Taio in den dunklen Graben starrt, merkt er nicht, dass ein riesengroßer Elefant auf der anderen Seite des Grabens steht und ihn verdutzt nachmacht. »Was ist denn da unten?«, fragt der Elefant, der Ekevu heißt. Seine Ohren wehen freundlich und Taio spürt die Körperwärme des Dickhäuters, die durch seine Ohren zu ihm herüber weht. »Da kann es doch kaum spannender sein als bei mir. Magst du mich besuchen?«, fragt er und winkt Taio mit seinem Rüssel zu. »Ja, schon«, sagt Taio, »aber das ist viel zu weit!«, fügt er ängstlich hinzu.

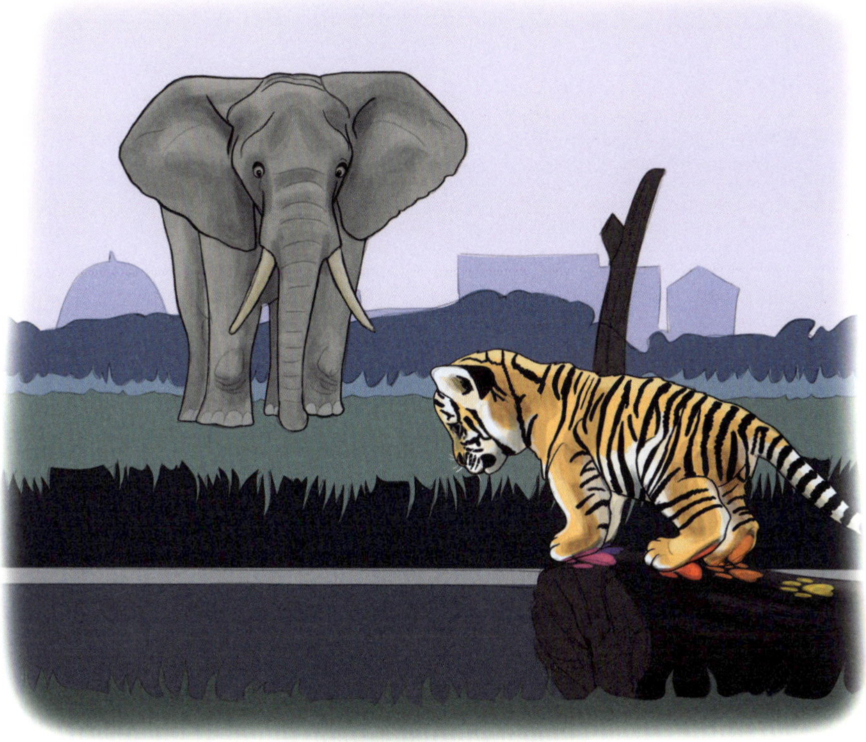

»Komm, ich helfe dir«, sagt Ekevu, der Taios Angst spürt. Er rollt seinen Rüssel aus und baut damit eine Brücke über den Graben. »Darüber kannst du balancieren«, ermutigt er den kleinen Tiger, der durch seinen Zuspruch ein wenig seine Angst verliert. Also balanciert Taio los und kommt tatsächlich sicher auf der Seite des Elefanten an. Taio lehnt sich an Ekevus warme, dicke Haut. Er ist erleichtert! »Du kannst sehr gut balancieren«, sagt der Elefant beeindruckt.

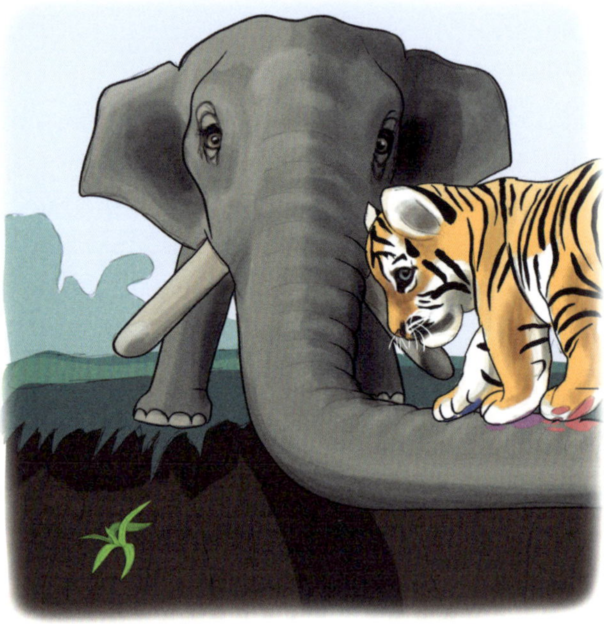

Da Taio noch nie einen Elefanten aus nächster Nähe gesehen hat, staunt er nicht schlecht, als er die riesengroßen Stoßzähne von Ekevu sieht. Aber Taio stellt fest, dass Ekevu kein bisschen gefährlich ist. »Deine Stoßzähne sind sehr beeindruckend«, sagt der kleine Tiger voller Bewunderung. Und wenn Elefant Ekevu nicht so eine dicke Haut hätte, dann würde er vielleicht sogar aus Verlegenheit etwas rot werden. Aber so freut er sich über Taios Worte: »So was Tolles habe ich schon lange nicht mehr gehört!«

Ekevu erzählt Taio, wozu seine Stoßzähne wichtig sind: »Mit ihnen kann ich schwere Bäume aus dem Weg räumen. Ich kann die Erde umgraben und …«, doch Taio unterbricht ihn: »Und du kannst dich super gegen andere verteidigen!«, sprudelt es aus dem kleinen Tiger. Ekevu ist etwas verlegen. »Nun ja«, sagt er nachdenklich. »Im Notfall sind sie auch bestimmt hilfreich, um mich zu verteidigen. Da hast du recht.«

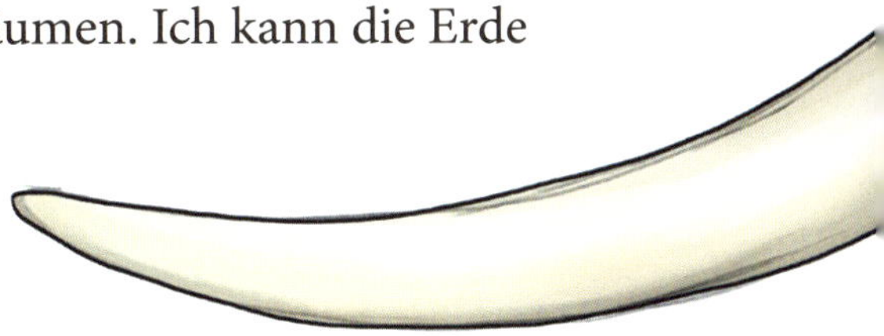

Dann streicht Ekevu Taio liebevoll mit seinem Rüssel über den Kopf. »Aber eigentlich nutze ich sie lieber dazu, um anderen meine Grenzen aufzuzeigen und zwar ohne sie dafür angreifen zu müssen. Und das ist ein wichtiger Unterschied. Denn einmal bin ich mit anderen Elefanten in Streit geraten. Es wurde immer lauter. Der andere hat sich größer gemacht und ich habe mich noch größer gemacht. »Und dann?«, fragt Taio. »Dann haben wir uns mit den Stoßzähnen bedroht. Aber das war nicht richtig. Ich hatte ein schlechtes Gewissen und habe mich lange Zeit gar nicht mehr gegen andere gewehrt. Das war aber auch nicht richtig. Man muss einen Weg finden, Grenzen ohne Gewalt zu setzen – ohne dass wir uns wehtun.«

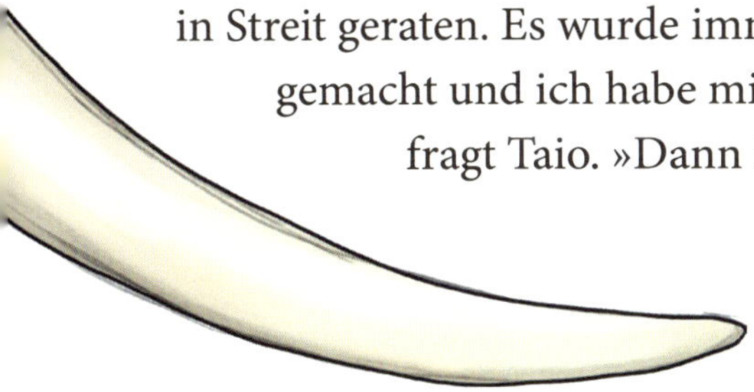

Taio bekommt ganz weiche Knie. Er weiß, dass er auch deshalb weglaufen will, weil er sich nicht gegen andere verteidigen oder behaupten kann. Hier sind alle so nah und alle müssen den Raum miteinander teilen. »Aber um den anderen Grenzen zu setzen, fehlt mir einfach der Mut. Da gehe ich lieber …«, seufzt er.

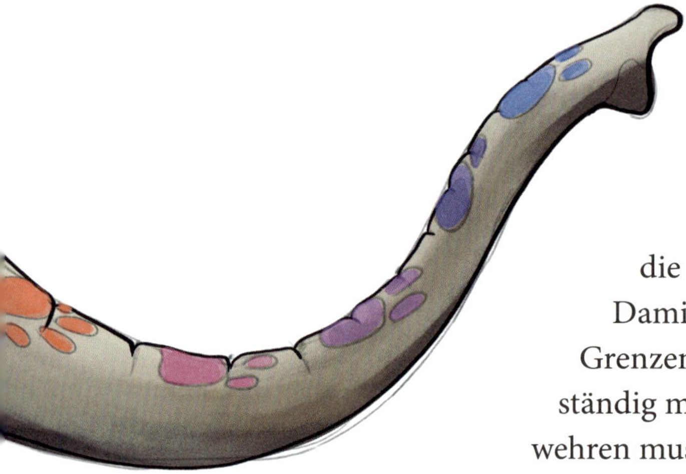

»Manchmal hätte ich gerne so große, beeindruckende Stoßzähne wie du, die man schon von Weitem sieht. Damit andere auch mich und meine Grenzen sehen, ohne dass ich mich ständig mit meinen scharfen Krallen wehren muss. Aber wie macht man das?«, fragt Taio.

»Du kannst dir zum Bespiel sagen: Immer wenn ich meine Krallen ausfahren will, dann mache ich genau das Gegenteil und öffne meine Pfoten. Du kannst dir auch sagen: Immer wenn ich mich bei anderen klein machen will, dann stehe ich aufrecht und mutig zu mir«, sagt Ekevu. Taio ist verblüfft. »Ja, das ist es! Denn ich möchte andere auch überhaupt nicht verletzen und eigentlich mag ich meine Tatzen, die bunte Spuren statt Verletzungen hinterlassen.«

Auf einmal entdeckt der Elefant die bunten Pfotenspuren auf seinem Rüssel, die Taio beim Überqueren des Grabens darauf hinterlassen hat. Taio hat Angst vor Ekevus Reaktion. Was wird er zu dieser Schmiererei – und dann auch noch auf seinem Körper – sagen?

Mammut sei Dank! Ekevu ist gar nicht ärgerlich. Er ist sogar sichtlich gerührt! »Sieh mal, deine bunten Pfotenabdrücke auf meinem Rüssel werden mir eine gute Erinnerung sein«, lacht der Elefant. »Wir Elefanten merken uns nämlich alles, wir haben ein riesen Elefantengedächtnis. Aber diese Gedächtnisbrücke ist von nun an meine allerliebste.«

Taio weiß nicht, worüber Ekevu so glücklich ist und von welcher Gedächtnisbrücke er da spricht. Als der Elefant Taios ratloses Gesicht sieht, lächelt er wieder. »Was glaubst du denn, an was werden mich deine bunten Pfotenabdrücke erinnern?« Taio denkt über die spannende Begegnung mit Ekevu nach. Dann sagt er: »Manche haben Angst vor dir, weil du so groß bist und so spitze Stoßzähne hast. So wie ich am Anfang. Aber anstatt uns zu fürchten, haben wir etwas sehr viel Schöneres und Hilfreicheres gemacht! Wir haben uns kennengelernt und du hast mir sogar geholfen und eine Rüssel-Brücke gebaut!«

Aber als Taio so nachdenkt und sich an seine Verletzung, die Rettungsaktion und die anderen Tiger erinnert, schluchzt er: »Stell dir vor. Ich erinnere mich manchmal an so viel Blödes! Blöde Gedanken und Gefühle wachsen dann wie Unkraut in meinem Kopf! Ich finde dann nichts mehr schön und mag mich selbst nicht mehr. Ich kann mich gar nicht richtig gegen die Gefühle und Erinnerungen wehren.«

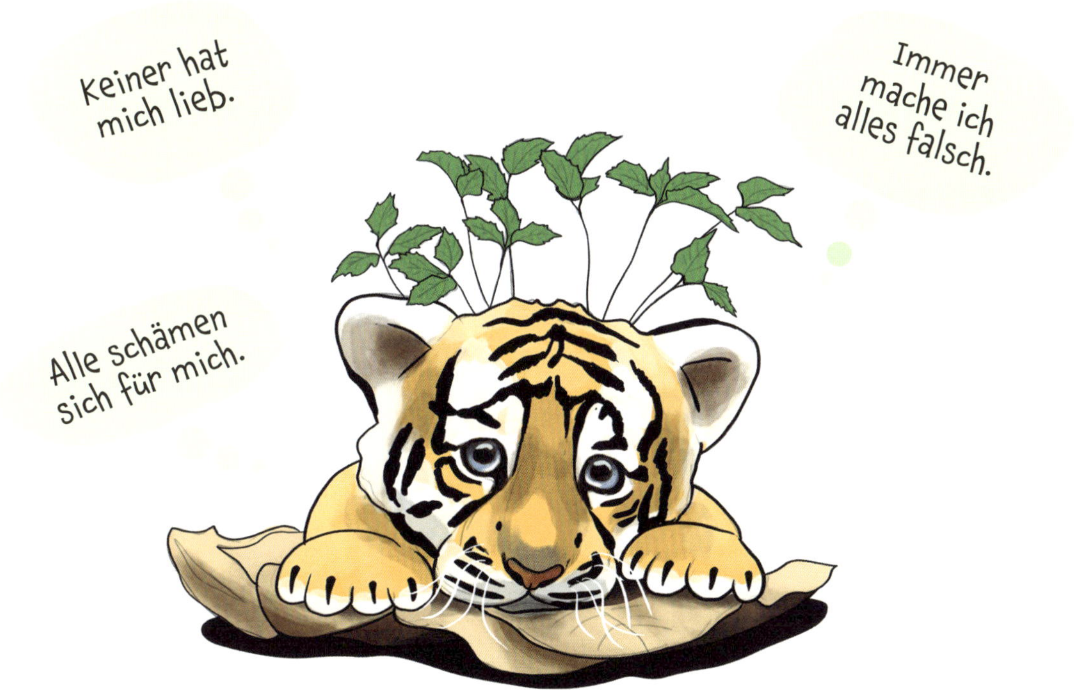

Der Elefant bäumt sich auf und ein kräftiges Tööörööööö kracht durch Taios trübe Gedanken: »Das kenne ich! Aber das hindert uns nur daran, klar zu denken. Denn wie Unkraut nun mal so ist, verbreitet es sich schnell und überall. Also nehmen wir meine Stoßzähne und räumen erst einmal die schweren, dunklen Gedanken und Gefühle aus dem Weg, die sich in dir breit machen wie Unkraut.«

Taio schaut den Elefanten mit seinen großen Tigeraugen an. »Was ist dein blödester Unkraut-Gedanke?«, fragt Ekevu ihn. Taio überlegt einen Moment. »Dass ich überhaupt nicht richtig tigerisch und deshalb nichts wert bin.« »Okay«, sagt Ekevu entschlossen, »und nun stell dir vor: Wir packen den Unkraut-Gedanken an der Wurzel und raus damit!« Elefant Ekevu beginnt, seine Stoßzähne in die Erde zu graben und mit einem Mal befördert er das Unkraut, das dort gewachsen ist, aus dem Boden. Taio atmet sogar ein bisschen auf.

Der Elefant ist noch nicht fertig und schaut Taio tief in die staunenden Augen. »So wichtig es ist, das Unkraut zu erkennen und zu entwurzeln, so wichtig ist es auch, Schönes zu pflanzen und blühen zu lassen«, sagt Ekevu. »Was hast du für schöne Erinnerungen? Was macht dich so richtig glücklich?« Taio überlegt und atmet dabei so tief ein, dass sich seine Schnurrhaare bewegen. Und dann kommen ihm die bunten Gedanken von ganz alleine: Tamika, Giraffe Naana, sein neuer Freund, das Chamäleon und seine bunten Pfoten!

Und als er daran denkt, blühen plötzlich ganz leichte, bunte Gedanken und Gefühle in ihm. Bunt wie seine Tatzen.

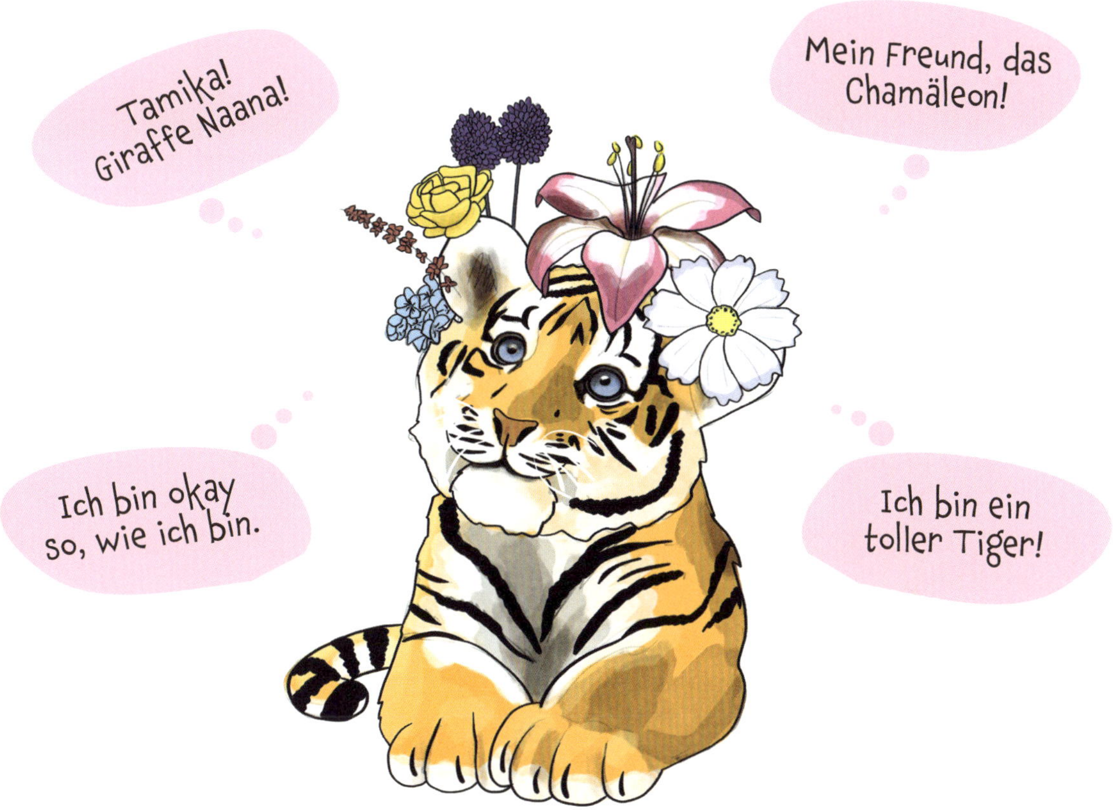

Taio ist so glücklich, dass er vor Freude in die Luft springt. Nein! Noch besser! Mit einem Satz springt Taio über den Graben und landet auf seinen Samtpfoten wieder auf der anderen Seite. Er sieht den Elefant mit großen Augen an. Was ist da gerade passiert? Ist er wirklich alleine über den großen Graben gesprungen?

Beide kommen einen Moment lang nicht mehr aus dem Staunen heraus. Ekevu macht noch ein riesengroßes Tööörööööö. Aber diesmal hört es sich fast an wie Applaus. Taio hat einen riesen Sprung nach vorne gewagt und ist einfach so über den Graben gesprungen. »Ich wusste, dass du es schaffst«, freut sich Ekevu.

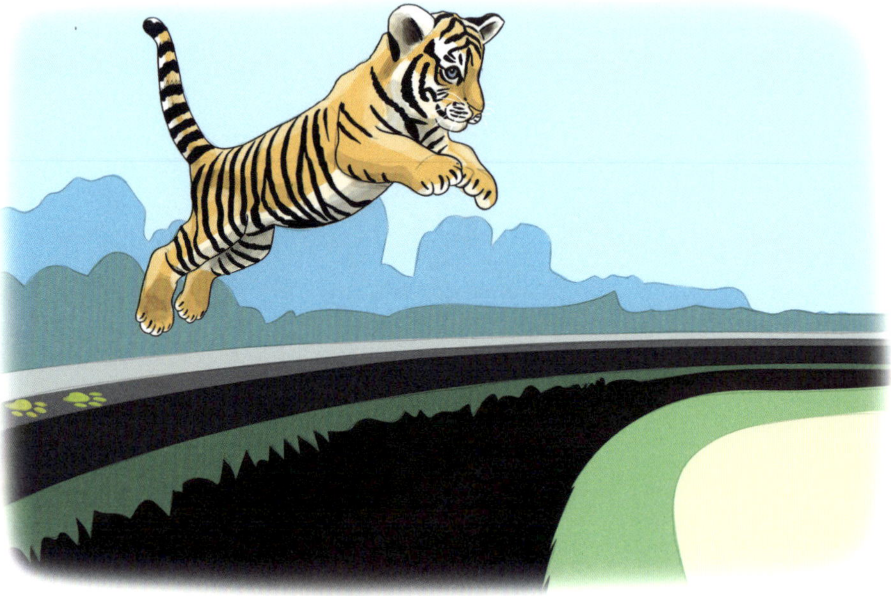

Taio fühlt sich von Kopf bis zu seiner Tatzenspitze durch und durch stolz. »Auch wenn ich nicht so viel Sprungkraft habe wie du«, sagt Ekevu in Gedanken versunken, »dann habe ich doch einen wirklich richtigen Riecher für starke kleine Tiger.« Er schaut auf seinen langen Rüssel. »Und jetzt hast du noch eine schöne Erinnerung und ein neues Gefühl zum Einpflanzen! Hilfe annehmen ist tigerstark, aber gesprungen bist du ganz alleine! Das war elefantastisch!«

Der Tag bricht an und es wird immer heller. Doch Taio steht noch mitten im Tierpark. Er bekommt Zweifel an seinem Vorhaben. In dieser bunten, aufregenden Nacht hat er so viel erlebt! Er hat in Chamäleon Loah einen neuen Freund gefunden. Giraffe Naana hat ihm gezeigt, wie groß er wirklich ist und Elefant Ekevu hat ihm auf die Sprünge geholfen, was er alles kann. So hat sich Taio noch nie gefühlt. In ihm ist etwas Warmes, Mutiges und Starkes. Es fühlt sich richtig leicht, bunt und lebensfroh in ihm an. All das will Taio lieber sofort Tamika erzählen als wegzulaufen. Und so schleicht er sich doch noch einmal zurück in die Höhle und schläft voller Vorfreude ein.

Doch als Taio morgens aus seiner Höhle kriecht, erschreckt er furchtbar. Erst jetzt merkt er, dass er überall im Park seine bunten Spuren hinterlassen hat! Der ganze Park ist regelrecht bunt gepflastert mit seinen Pfotenabdrücken. Taio bekommt Angst. Er malt sich aus, was die Direktorin wohl zu diesen Schmierereien sagen wird. Er schämt sich. Wie ein Schatten kleben Scham und Angst an seinen Pfoten. Also verkriecht er sich wieder zurück in seine Höhle.

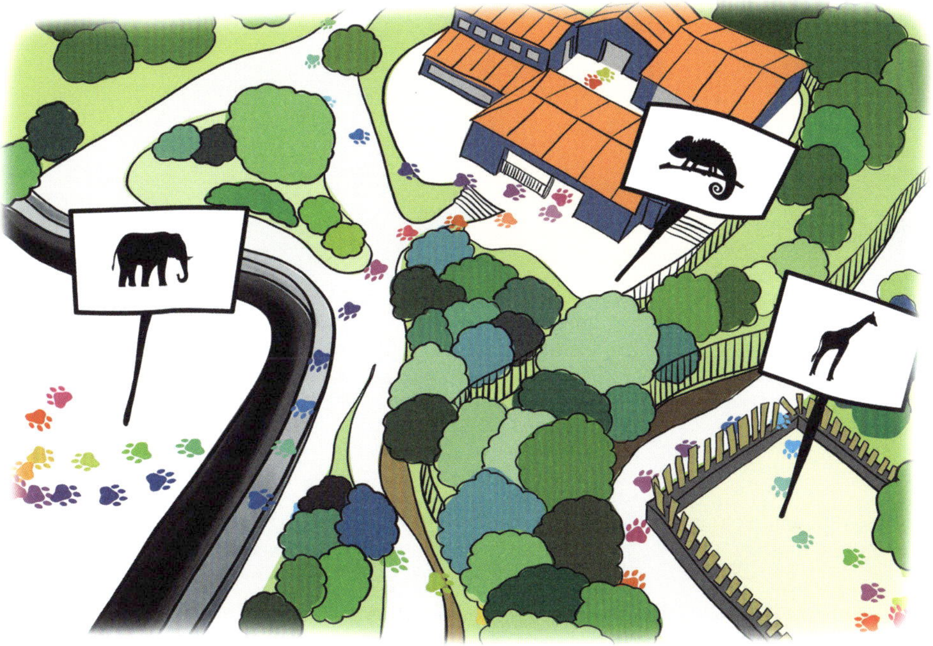

Doch dann hört Taio plötzlich seinen Namen . »Taaaa-ioooo!«, ruft der Tierpfleger. Er ist wütend. »Was hast du hier veranstaltet, du unglückbringender Tiger!« Der Tierpfleger ist so laut wie ein Orkan.

Es fühlt sich so an, als könne der kleine Tiger davon umgepustet werden. Ist Taios Spur zum tigerstarken Selbstwert etwa umsonst gewesen? Taio hört nun auch die Direktorin kommen. Er kneift die Augen zusammen, weil er fürchtet, nun am Fellkragen gepackt und rausgeworfen zu werden.

Aber nanu? Als die Direktorin bei ihm ankommt, hört er sie gar nicht schimpfen. Vorsichtig öffnet er seine Augen einen Spalt breit. Er kann seinen Augen kaum trauen. Denn sie hat sich zu ihm herunter gebeugt und legt ihre Hand auf seinen Tigerrücken.

»Du kleiner Tiger«, sagt sie. Ihre Hand ist warm. »Dass hier viele außergewöhnliche Tiere mit verschiedenen Geschichten sind, das wusste ich. Aber so ein kleiner Tiger wie du, ist mir noch nie untergekommen.« Taio ist erleichtert.

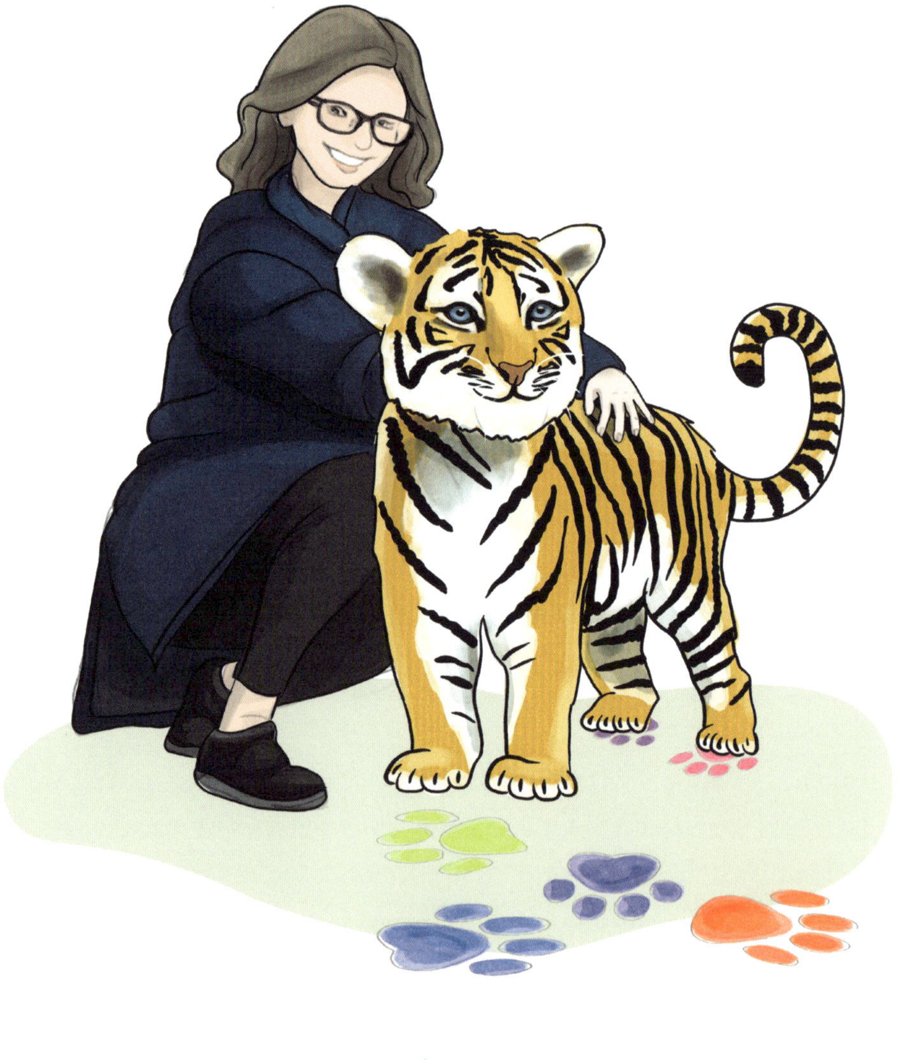

»Aber sehen Sie doch!«, schimpft der Tierpfleger weiter und deutet auf die bunten Pfotenabdrücke. Die Direktorin lässt sich von seinen Überzeugungsversuchen nicht beeindrucken. »Ich denke, ich habe genug gehört, um festzustellen, wer hier eigentlich Unglück bringt. Und ich habe mir ein gutes Bild machen können, um den wahren Wert dieses kleinen Tigers zu erkennen«, sagt sie scharf und entschieden. Dann wendet sie sich liebevoll Taio zu: »Kleiner Tiger, ich stärke dich und gebe dir Rückenwind.«

Ihre Worte und ihre Berührung geben Taio Halt. Die letzten Zweifel, Ängste und Unsicherheiten verwandeln sich in Mut. Er fühlt sich das erste Mal gar nicht umgepustet. Nein, seit dieser Nacht steht er mit allen vier Pfoten fest zu sich selbst. Er ist ein wertvoller kleiner Tiger.

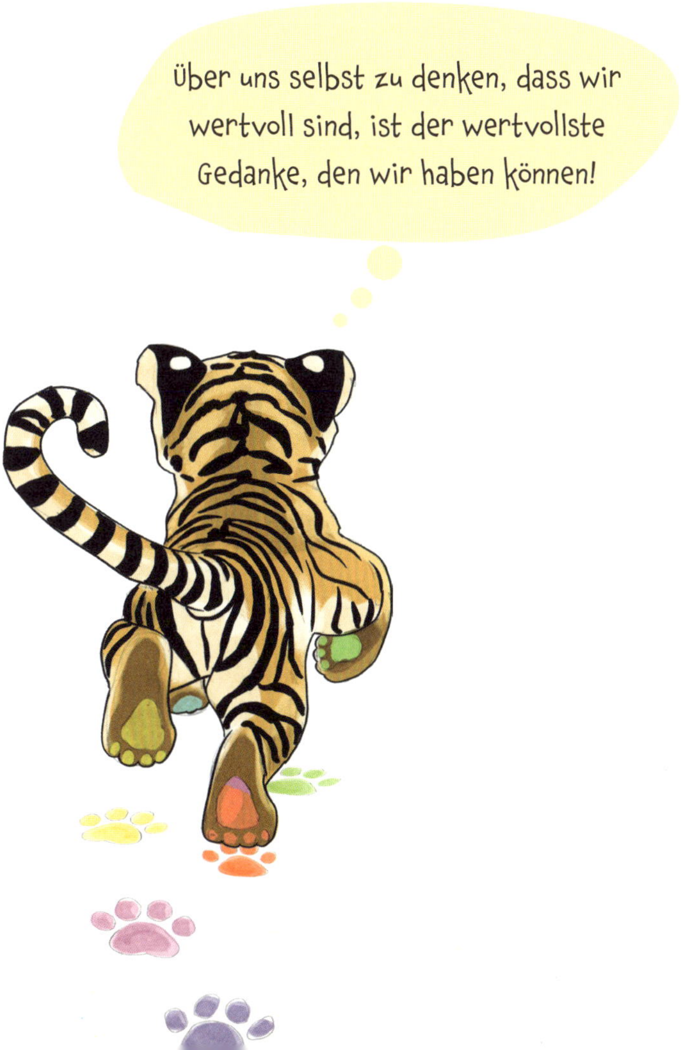

TIGER TAIO

II Kindererklärteil:
Sich auf leisen Tigertatzen dem Selbstwert nähern

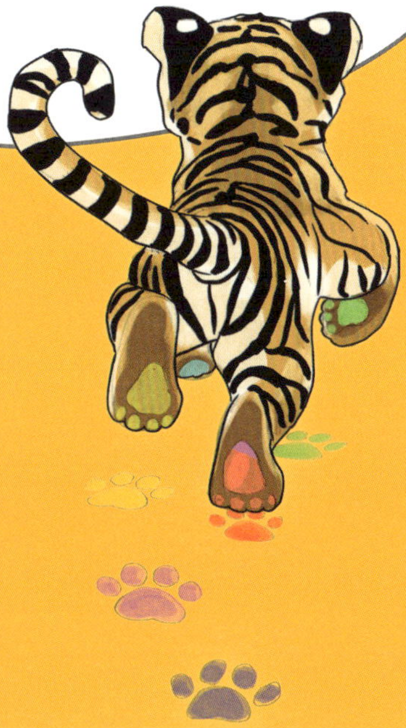

Mut zur Stärke

Nun kennst du Taios Abenteuer. Hat es dir gefallen? Wie du weißt, wurde der kleine Tiger in die Auffangstation des Tierparks gebracht. Er bietet gefährdeten Tieren eine vorübergehende Schutzstelle, damit sie wieder gesund werden und sich erholen können.

Taio hat ganz viel Besonderes an sich, aber sehr auffällig ist an ihm: Er hinterlässt bunte Pfotenabdrücke! Kannst du dir sowas vorstellen? Das ist eine richtige Sensation! Menschen mögen Sensationen. Eine Sensation ist ein unerwartetes Ereignis oder eine außergewöhnliche Leistung. Wenn so etwas passiert, berichten Zeitung, Radio, Fernsehen oder Soziale Medien davon. Es ist etwas, das jeder sehen, hören und mitbekommen will.

Wenn viele Menschen uns sehen wollen, kann das ganz schön aufregend sein – Lampenfieber nennt man das auch. Es ist zwar schön, dass jede Person und jedes Lebewesen Dinge besitzt, die es besonders machen, aber das bedeutet noch lange nicht, dass wir uns immer stark und sicher damit fühlen. Lass uns die Tiere und Menschen aus der Geschichte einmal ganz genau betrachten: Was meinst du, welche Stärken sie haben?

- Was sind die Stärken von Tiger Taio?
- Was sind die Stärken des Chamäleons Loah, vom Elefant Ekevu und der Giraffe Naana?
- Was sind die Stärken von Taios Tigerfreundin Tamika?
- Welche Stärken hat die Direktorin?
- Und welche Stärken hast du?

AB 1 Wenn du magst, nutze das Arbeitsblatt **Mein Stärken-Artikel** und schreibe oder male einen Zeitungsartikel über deine eigenen Stärken und die Dinge, die du gut kannst! Ich wette, du findest eine ganze Menge toller Stärken in dir.

Rückzug in die Höhle

Taio traut sich am Anfang der Geschichte kaum aus seiner Höhle heraus. Ist ja auch logisch, wenn sich die anderen Tiger über ihn lustig machen und er sich so mies fühlt. Deshalb zieht er sich lieber zurück in den Schutz seiner Höhle. Menschen wohnen zwar nicht mehr in Höhlen, aber sie können sich trotzdem zurückziehen. Kinder ziehen sich zum Beispiel manchmal zurück, wenn sie ausgelacht oder von anderen geärgert werden. Sie trauen sich dann nicht mehr aus dem Haus oder möchten Dinge nur noch in Begleitung von vertrauten Menschen machen.

- Wie ist das bei dir? Kennst du so etwas auch?
- Ziehst du dich auch manchmal in eine Höhle zurück wie Tiger Taio?
- Kannst du Taio verstehen?

Taio wird von den anderen kleinen Tigern am Anfang ausgelacht, weil er von wo anders herkommt und dann auch noch bunte Pfotenspuren hinterlässt. Aber eigentlich sind seine bunten Pfotenspuren eine richtig spannende Sache, ein richtiges Talent! Muss man sich dafür in der Höhle verkriechen? Was meinst du?

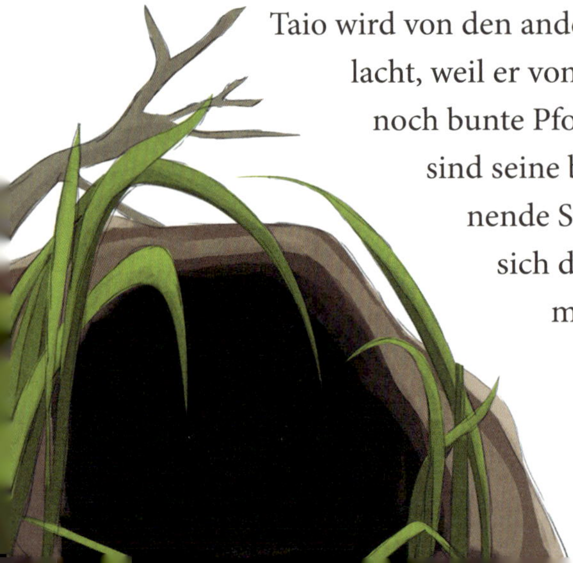

Wenn sich andere über einen lustig machen, kann es vorkommen, dass man sich sofort zurückzieht und in seiner eigenen Höhle verkriecht. Taio steckt in einer richtigen Klemme. Denn das Schamgefühl liegt wie ein riesengroßer Stein vor seiner Höhle. Er will am liebsten gar nicht mehr nach draußen gehen.

Scham ist ein ganz schön starkes Gefühl, oder? Kennst du das Gefühl auch? Nutze das Arbeitsblatt **Mit der Scham zusammen in der Höhle**, um in Momenten, in denen du am liebsten gar nicht mehr aus deiner Höhle gehen würdest, doch wieder einen Weg nach draußen zu finden. AB 2

TIGERTIPP

Hast du schon mal bemerkt, dass der Grund, warum sich andere gemein verhalten, gar nicht so einfach herauszufinden ist? Vielleicht sind die anderen Tiger bei Taio nur neugierig, verunsichert oder eifersüchtig. Was meinst du, könnte das auch sein?

So will ich auch sein!

Wenn wir andere mit besonderen Talenten sehen, staunen wir, bewundern sie und sind schnell von ihnen beeindruckt. Wir können uns für sie freuen. Manchmal können wir sie aber auch so großartig finden, dass wir uns selbst ganz klein neben ihnen fühlen.

Ich will das auch können, was er kann!

Ich will auch so sein wie sie!

Wir bewundern dann die anderen und bekommen schnell selbst blöde Gefühle. Kein Wunder! Taio vergleicht sich in der Geschichte zum Beispiel mit einem wunderschönen Pfau, der ein Rad schlagen kann. Er denkt traurig: »Das will ich auch können!« Aber ist das denn okay von Taio, dass er sich selbst so unter Druck setzt und sich so klein macht? Nein! Er hat ja gar keine Federn, um so ein Rad schlagen zu können. Ist es okay, dass er sich einfach so mit dem Pfau vergleicht?

Lass uns mal schauen, wie du dich und deinen Körper selbst bewundern und dich zum Staunen bringen kannst. Es gibt ein tolles Experiment, mit dem du es schaffen kannst, dir richtig gute Gefühle herbei zu zaubern und alles, was du dazu brauchst, sind nur deine Gedanken. Na, bist du neugierig geworden?

AB 3 Auf dem Arbeitsblatt **Gefühlswunder** erfährst du ein richtiges Wunder: Wie aus guten Gedanken gute Gefühle werden oder aus guten Gefühlen gute Gedanken!

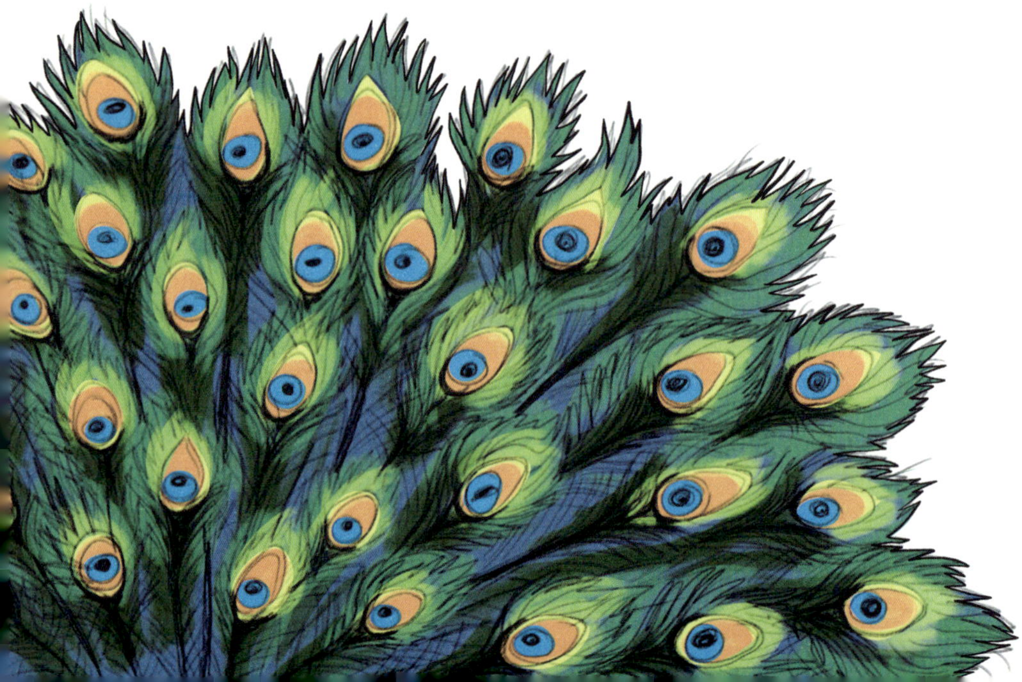

Wunderpuzzle

Stell dir vor, dass jeder von uns wie ein Puzzle ist. Das Besondere ist an uns: Wir bestehen nicht nur aus einem Puzzleteil, sondern aus ganz vielen verschiedenen. Das macht das gesamte Bild aus. Kein Teil darf fehlen.

Auch Taio kann so manches an sich selbst gar nicht leiden, aber in dem Abenteuer in der Nacht im Tierpark findet er immer mehr Dinge, die er mag und toll findet. Doch bis dahin dauert es manchmal. Gerade beim Puzzeln brauchen wir viel Geduld. Auch Zweifel und Kritik sind in Ordnung, doch bleiben sie länger und können wir sie nicht verändern, verlieren wir schnell mal die Lust. Das ein oder andere Puzzleteil können wir schnell einpuzzlen, aber auch bei den schwierigen darfst du den Kopf nicht hängen lassen.

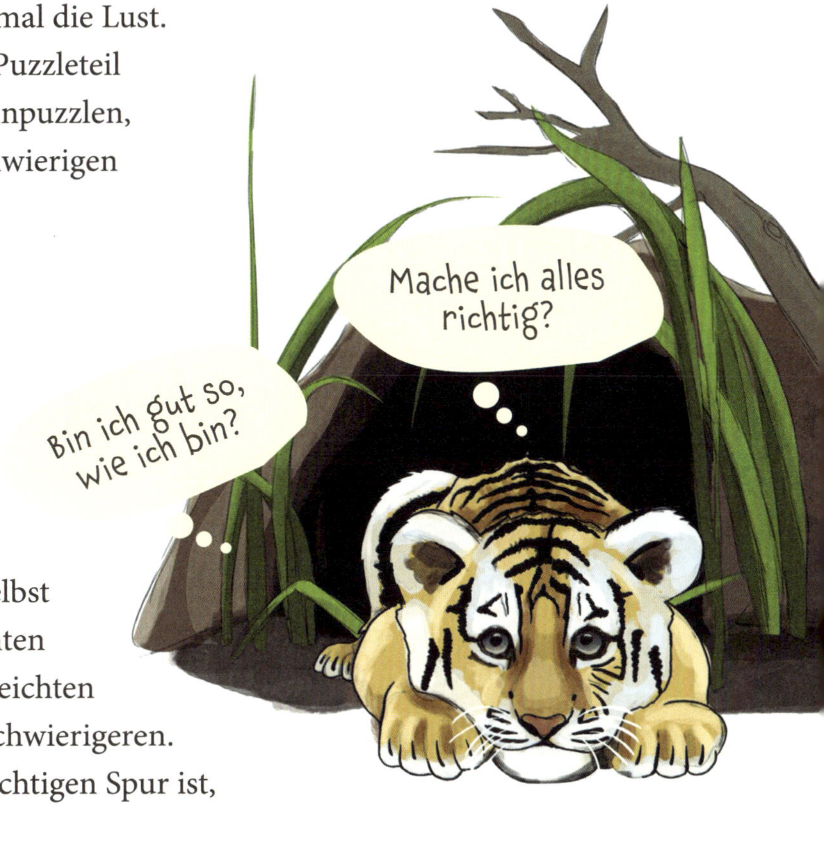

Alle Teile gehören zu einem selbst und machen das Bild von uns ganz. Das Ziel ist es, sich selbst als Ganzes zu betrachten und zu mögen – die leichten Teile, aber auch die schwierigeren. So wie Taio auf der richtigen Spur ist, kannst du das auch!

Manchmal stellen sich uns aber gerade bei den schwierigeren Teilen ganz schön große Zweifel in den Weg: Stell dir vor, wie Taio sich fühlt, als er in der Geschichte draußen ist, er in die Pfütze guckt und es regnet. Sein schönes Katzenfell wird nass.

- Wie fühlst du dich, wenn du nass vom Regen wirst?
- Was machst du, wenn du nach Hause kommst?

Taio kann zwar sein nasses Fell, nicht aber seine miesen Gefühle einfach so abschütteln. Er würde es aber gerne auch mit seinen ganzen Selbstzweifeln tun! Dafür braucht er jemanden, der es ihm vormacht. Kannst du Taio zeigen, wie man sich am besten schüttelt, damit die ganzen Selbstzweifel wie Wassertropfen aus dem Fell fallen? Mit dem Arbeitsblatt **Zweifel abschütteln** kannst du das testen.

AB 4

Jeder ist ein buntes Wunder

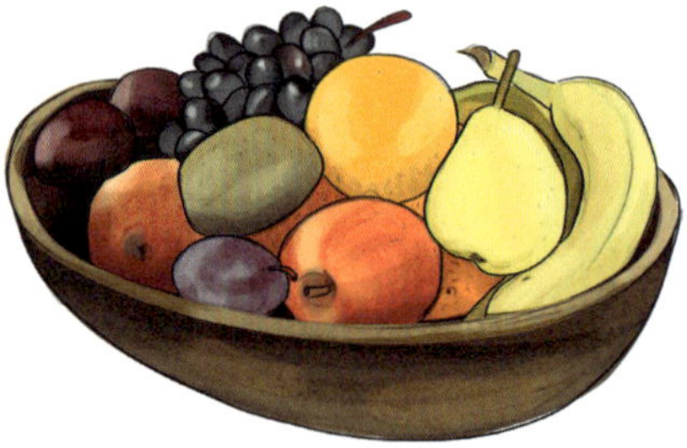

Taio macht seinen Wert in dem Moment, als er den wunderschönen Pfau erblickt, nur von einer Sache abhängig. Weißt du noch von welcher? Genau – er fühlt sich richtig mies, weil er nicht so ein wunderschönes Rad schlagen kann. Dieser eine Gedanke reicht schon, dass Taio denkt, dass er gar nichts kann, und nichts wert ist. Auch Menschen kann es passieren, dass sie ihren Wert nur von einer Sache abhängig machen. Manchmal werden sie dann ganz schön sauer auf sich selbst – so sauer wie richtig saure Früchte in einem Obstsalat.

Es gibt weiches und hartes Obst, buntes und einfarbiges, süßes und saueres. Stell dir vor, du würdest nur eine Frucht aus einem Obstsalat auf deinen Löffel schaufeln: Könntest du dann sicher sagen, dass alle Obstsorten aus diesem Salat gleich schmecken, gleich aussehen und alle gleich weich sind? Ich wette, nein!

Stell dir vor: Auch du bist ein kunterbunter Mix. Auch du hast Dinge an dir, die dir super schmecken und manche, die fühlen sich ganz sauer oder bitter an. Vielleicht kannst du super malen, basteln oder dir tolle Baumhäuser ausdenken! Und dann gibt es vielleicht Dinge, die du (noch) nicht so gut kannst oder so gar nicht an dir magst. Aber weißt du was? Das ist voll okay! Jeder Mensch hat etwas, das er nicht an sich mag oder was er nicht besonders gut kann. Das ist normal und das kennt jeder!

Aber hey, würdest du auf den ganzen Obstsalat verzichten, nur weil dir eine Sorte davon nicht schmeckt? Das wäre ja genau so, als wenn Taio sich selbst nur mögen würde, wenn er jeden Tag mutig die Welt erforschen würde! Aber darf Taio sich selbst auch einfach so lieb haben, auch wenn er mal traurig ist und auch wenn er kein Pfauenrad schlagen kann? Jeder hat doch seine ganz eigenen Besonderheiten!

Lass uns jetzt mal Taios bunten Obstsalat anschauen:

- Was findest du toll an Taio? Was gefällt dir an ihm?
- Gibt es auch Dinge, die dir nicht so gut an Taio gefallen?
- Ist Taio deswegen weniger wert? Wohl kaum!

Und wie ist es mit dir selbst? Kennst du dich schon mit all deinen Stärken und Schwächen aus? Finde es heraus mit dem Arbeitsblatt **Kunterbunter Obstsalat**. Ob weich, hart, sauer oder süß – du bist eine bunte und fruchtige Mischung! AB 5

Pfützen-Bilder

Eigentlich ist Taio in der Geschichte erstmal froh, dass es regnet. Denn so kommen nicht viele Besucher, um ihn zu sehen. Als er in die Pfützen guckt, sieht er sein eigenes Spiegelbild und das gefällt ihm so gar nicht! Kennst du das auch, dass man sich manchmal selbst nicht im Spiegel sehen will? Das passiert, wenn wir gerne anders wären oder wenn wir denken, dass andere sich von uns wünschen, dass wir anders wären.

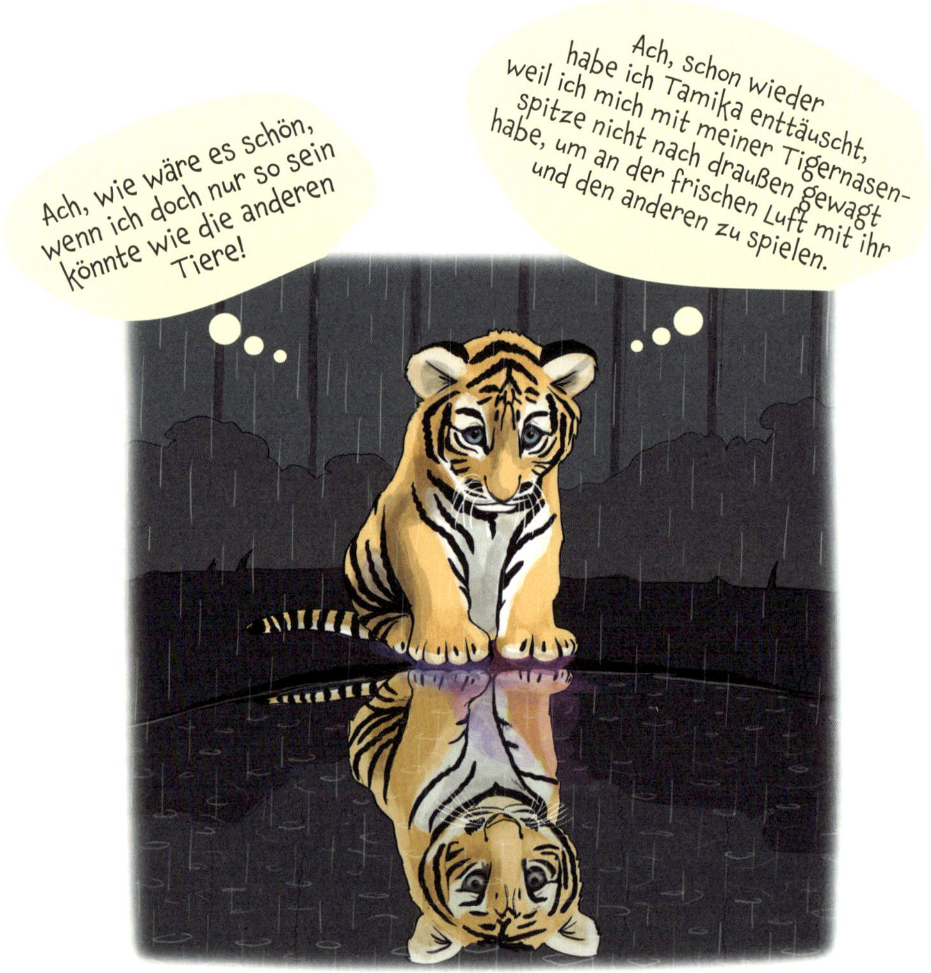

In den Momenten wäre Taio gerne so mutig und selbstbewusst wie die anderen. Dann wäre er ein glücklicher Tiger, der keine Angst hat, wenn er mit anderen zusammen ist. Aber Taio fürchtet sich so, nicht gemocht zu werden, dass er lieber gar nicht erst mit den anderen Tieren spielen oder sie kennenlernen will.

Manchmal hat Taio wohl ein falsches Bild von sich selbst. So wie sein Spiegelbild in der Pfütze! Er malt sich aus, was andere über ihn denken, und fürchtet, ausgeschlossen zu werden. Aber das muss gar nicht stimmen. Eine richtige blöde Gedanken-Grütze ist das!

Mach dir mit Arbeitsblatt **Pfützen-Grütze** mal ein Bild von dir und bestimme selbst, was du gerade in dir siehst und was du gerne in dir sehen willst! AB 6

Körpersprache

Begegnungen mit anderen können ganz schön spannend sein! Erinnerst du dich an den Elefanten Ekevu aus der Geschichte? Erst ist Taio starr vor Schreck und sehr beeindruckt von seiner Größe und den langen Stoßzähnen. Aber als er ihm etwas näher kommt, sieht er sofort, wie nett der Elefant ihm zuwinkt und ihn freundlich grüßt. Ekevu ist plötzlich gar nicht mehr so bedrohlich! Auch Giraffe Naana ist bei Taio erst vorsichtig: Ein Tiger so nah bei ihr? Aber ihr Gefühl wird schnell besser, als Taio sich vorstellt und ihr mit offenen Tatzen begegnet.

Manchmal sind Körperhaltungen, die andere einnehmen, einladend, aber manchmal auch ganz schön bedrohlich. Menschen wie Tiere haben eine Körpersprache, mit der sie anderen ihre Gefühle zeigen können. Wie ist deine Körperhaltung, wenn du einem anderen oder dir selbst ganz ohne Worte zeigen willst:

- »Ich habe dich gerne.«
- »Hey, pass bloß auf. Keinen Schritt weiter!«
- »Das habe ich richtig gut gemacht. Klasse!«
- »Ich finde mich richtig gut so, wie ich bin!«

Wir haben nicht nur Gefühle im Körper, sondern wir haben sie auch in unserer Hand. Wusstest du, dass unser Daumen super gut für die Körpersprache geeignet ist? Er ist ein richtiges Multi-Talent! Was kann uns zum Beispiel unser Daumen sagen, wenn …

- wir mit ihm nach oben zeigen?
- wir ihn nach unten strecken?
- er sich um den anderen Daumen im Kreis dreht?

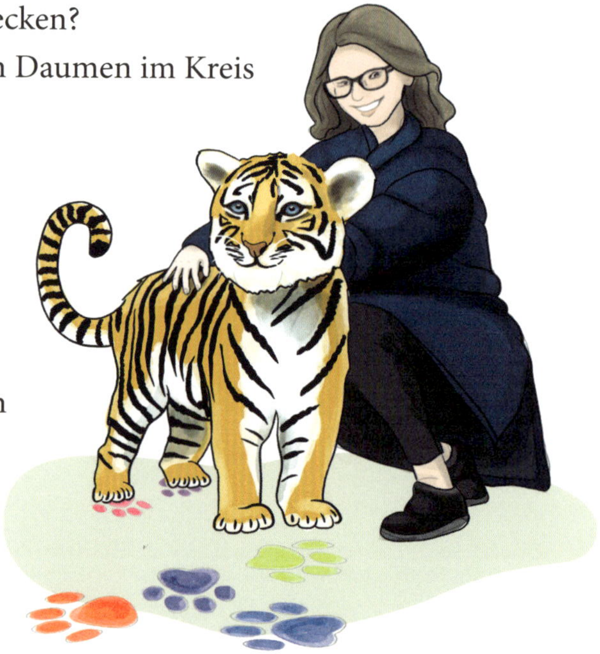

Taio kann sehr gut die Körpersprache von anderen verstehen. Manchmal geht es ihm damit richtig gut, z.B. wenn die Direktorin Taio ermutigend die Hand auf den Rücken legt und sich zu ihm kniet.

Manchmal geht es ihm damit auch richtig mies, z.B. wenn andere Tiger mit den Pfoten auf ihn zeigen oder er den drohenden Zeigefinger des Tierpflegers sieht.

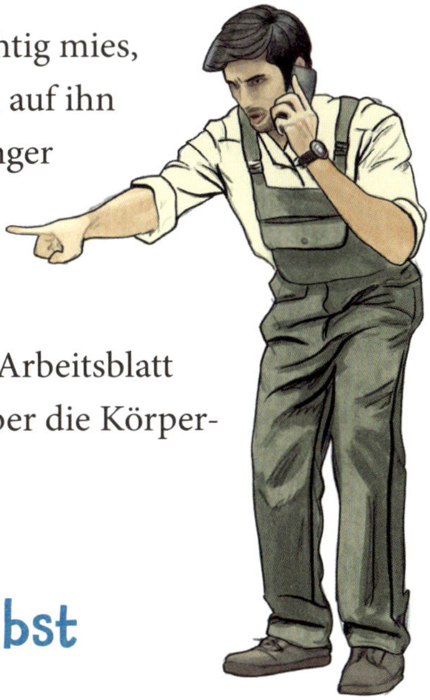

Kennst du diese bedrohliche Körpersprache von anderen auch? Nutze das Arbeitsblatt **Selbstwert handgemacht**, um mehr über die Körpersprache herauszufinden.

AB 7

Freundschaft mit sich selbst

Loah, das Chamäleon, sagt zu Taio in der Geschichte, dass er ein wahrer Freund ist. Da wird es dem kleinen Tiger ganz warm im Bauch. Es kribbelt sogar richtig schön! Kennst du diese warmen Gefühle auch, wann hast du sie?

Sie entstehen meistens dann, wenn Menschen sich gerne haben oder wir an etwas Schönes denken. Sich selbst wie seinen besten Freund oder seine beste Freundin zu behandeln, ist aber manchmal gar nicht so leicht. Auch Taio fällt es viel leichter, dem Chamäleon Loah ein guter Freund zu sein als sich selbst. Zu sich selbst ist er manchmal sogar ganz schön gemein, wenn er denkt, dass er nichts wert sei oder dass er gar nicht richtig tigerisch ist.

- Bist du manchmal auch enttäuscht und unzufrieden mit dir selbst?
- Wann ist das so?
- Was kannst du tun, damit dir das noch besser gelingt?

Meist hat man dann gar keine warmen Gefühle in sich, sondern man hat viel mehr Wut und Frust und fühlt sich einfach nur unglücklich. Menschen, die sich selbst richtig klasse finden, denken: »Sich selbst zu mögen ist keine große Aufgabe.« Ja, stimmt. Für manche Menschen ist es aber sogar eine RIESENGROẞE Aufgabe! Aber wenn Taio das geschafft hat, gute Gefühle und Gedanken in sich zu zaubern, dann schaffst du das auch.

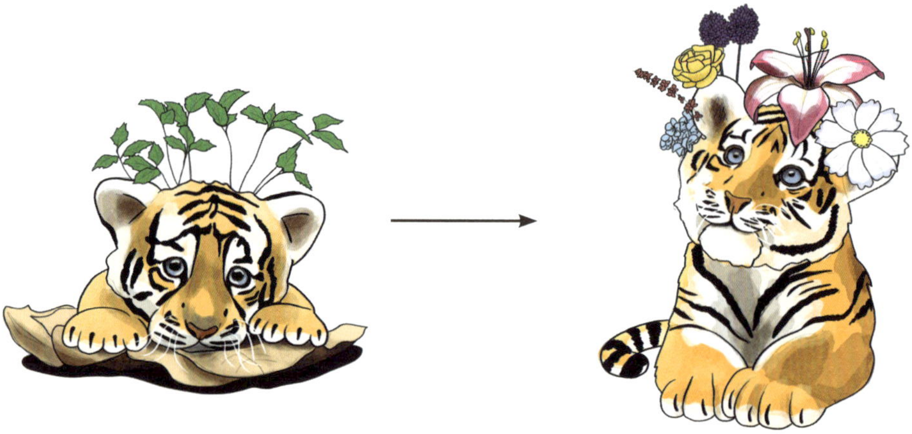

Wie hat Taio das geschafft? Zum Beispiel mit der Hilfe seines neuen Freundes Loah, der ihn genau so mag, wie Taio ist. Er mag ihn sogar besonders für seine bunten Pfotenabdrücke, die Taio so gar nicht an sich mag. So lernt Taio, sich selbst zu mögen. Tigerstark – was meinst du?

AB 8 Auf dem Arbeitsblatt **Sich selbst ein guter Freund sein** findest du ein paar Freundschaftstipps, wie du dir selbst ein guter Freund oder eine gute Freundin werden kannst.

Von Wünschen und Sternzielen

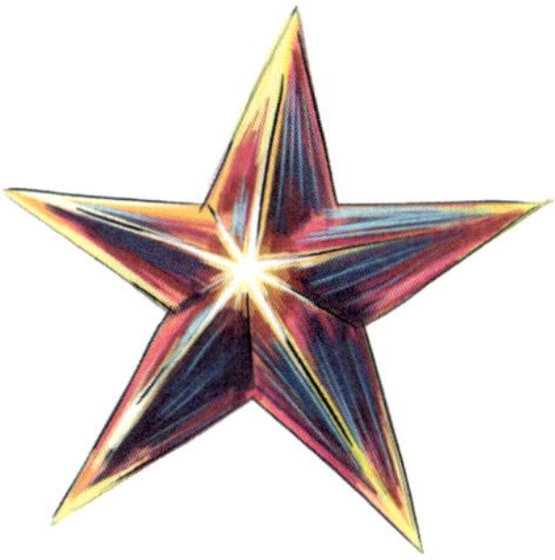

Chamäleon Loah ist, als er Taio kennenlernt, noch sehr unglücklich. Zu viel Grau ist um ihn herum und dabei wollte er doch alle Farben kennenlernen. Wie oft dachte er, wenn er nur weit genug springen könnte, dann würde er eines Nachts so hoch springen und sogar das Gold der Sterne als Farbe annehmen. Manchmal gehen Wünsche in Erfüllung. Zwar nicht immer so, wie wir es uns gewünscht haben, aber oft so, dass es uns guttut. Loahs Wunsch nach mehr Farbe wurde erfüllt. Aber nicht, weil er plötzlich hoch zu den Sternen springen kann, sondern weil Taio ihm so viel Freude bereitet, dass er vor lauter Glück auf und ab springt und dabei nicht nur eine goldene, sondern alle Farben von Taios Abdrücken annimmt. Das ist sogar noch viel besser, als er es sich jemals gewünscht hat.

Das Schöne ist: Nicht nur Loah bekam einen Wunsch erfüllt. Beide machen zusammen eine gute Erfahrung. Auch Taio, der sich so sehr wünscht, ein glücklicher Tiger zu werden, merkt, dass er seine Besonderheit nutzen kann und andere daran ihre helle Freude haben. Taio hinterlässt also gar nicht nur »bunte Schmierereien« mit seinen Pfoten. Er verändert seine Gefühle und die Gefühle der anderen. Er ist ein wahrer Künstler guter Gefühle!

- Was glaubst du, müsste sich in deinem Leben verändern, damit deine Stimmung genauso bunt und glücklich werden kann, wie die von Loah?
- Was wäre dein Wunsch, wenn dieser ein Stern wäre, den du an den Himmel werfen kannst?

AB 9 Du kannst das Arbeitsblatt **Selbstwert-Sterne bereisen** nutzen, um deine großen Wünsche und Ziele besser kennenzulernen. Das Schöne an der Wunscherfüllung ist, dass sich auch andere daran mitfreuen können.

- Kann es sein, dass deine Freude sogar auf andere »abfärbt«?
- Was glaubst du, welche Menschen freuen sich mit dir zusammen, wenn dein Wunsch in Erfüllung geht?

Sorgen wegpusten

Auf dem Weg zu seinen Wünschen und Zielen begegnet man oft Sorgen und Zweifeln. Doch wie wird man die wieder los? Taio merkt, dass seine Sorgen, Zweifel und schweren Gedanken nach dem Treffen mit Loah auf einmal wie weggepustet sind. So gut tat es ihm, mit dem Chamäleon zu reden und zusammen zu sein. Wäre das nicht fantastisch, wenn das auch bei deinen Sorgen und Zweifeln funktionieren würde?

Stell dir vor, dass dein Selbstwert wie eine Blume ist. Wenn wir Erfolge haben, mit Freunden, Freundinnen oder der Familie zusammen sind und tolle Dinge machen, dann finden wir das meistens super. Wir blühen dann richtig auf. Wie eine Blume, die voll und bunt blüht. Dann geht es uns gut.

Doch manchmal sind diese tollen Zeiten nur kurz und die Blumen verblühen ganz schnell wieder. Oder wir erleben ganz miese Tage, an denen alles schiefgeht und 100 Sorgen in unserem Kopf sind. Das fühlt sich dann oft wie ein Sturm an und die ganzen Sorgen toben um uns herum.

Sich selbst zu mögen ist für Menschen so wichtig wie starke Wurzeln für eine Blume oder einen Baum. Dann bleiben wir trotz stürmischen Zweifeln und Sorgen stabil und knicken nicht um. Tauchen Zweifel trotzdem auf, hilft es, die Sorgen einfach wegzupusten. Stell dir einmal vor, du könntest deine ganzen Sorgen wegpusten!

Versuch es doch mal! Du kennst ihn sicher auch: Löwenzahn wächst fast überall. Auch in der Auffangstation bei Taio im Tierpark wächst er. Wenn er verblüht, gibt es tolle Pusteblumen. Manche Kinder pusten bei so einer Pusteblume einmal sehr kräftig. Andere Kinder pusten nach und nach alle Schirmchen – und damit alle Sorgen – weg.

Wie würdest du das am liebsten machen? Pustest du schnell oder langsam? Ganz doll kräftig oder sachte nach und nach? Nutze das Arbeitsblatt **Sorgen wegpusten**, um deine Sorgen, Kummer und schweren Gedanken wegzupusten. AB 10

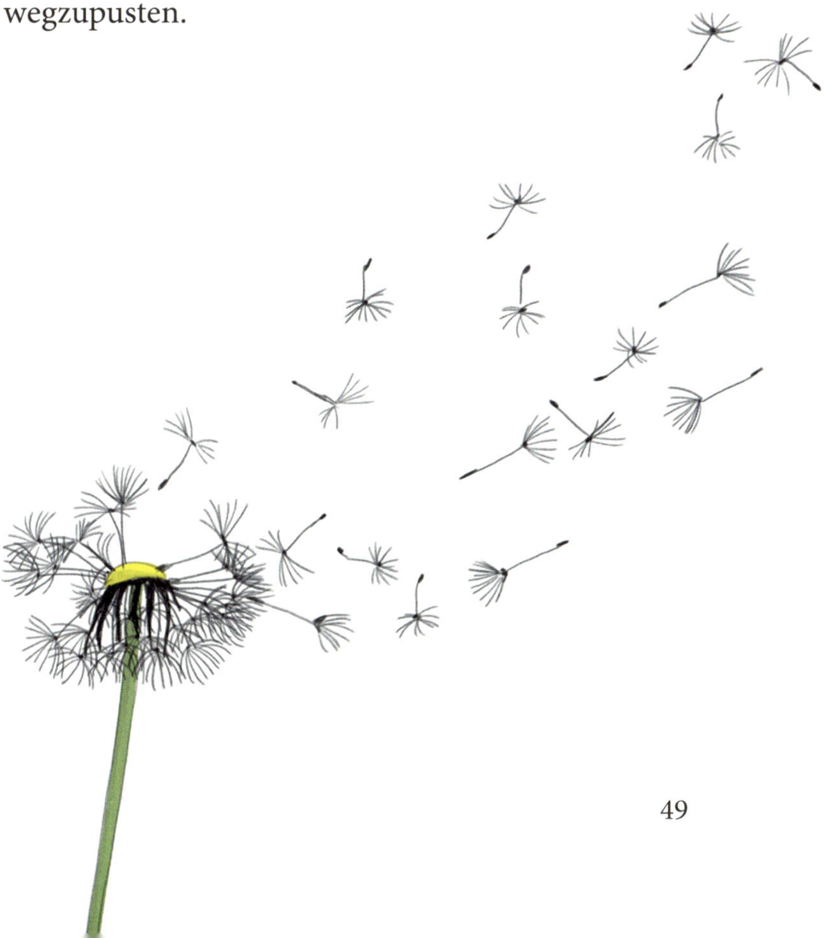

Anpassungsprofi

Für Loah war es lange Zeit ein guter Trick, so zu sein wie alle anderen. Seine Farben passten sich an und er verhielt sich auch immer wie die anderen, mit denen er zusammen war. Dann fiel er kaum noch auf und war weniger angreifbar für andere. Also einfach ziemlich gut getarnt!

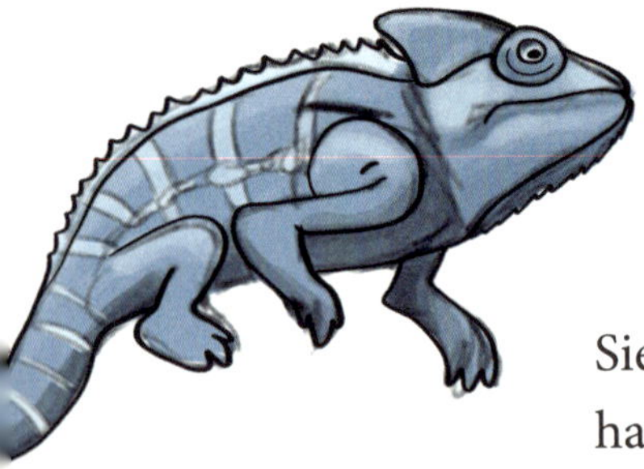

Menschen können zwar nicht einfach so ihr Aussehen verändern wie Loah, aber sie können sich auch anpassen. Sie tarnen sich manchmal, indem sie nicht zeigen, was alles Tolles in ihnen steckt. Sie wollen vielleicht nicht im Mittelpunkt stehen oder haben Angst, dass andere sich über sie lustig machen oder sie beschämen.

Manchmal tarnen sich Kinder auch, weil sie unsicher sind, außergewöhnliche Talente oder ein besonderes Aussehen haben. Dann haben sie Angst, aufzufallen, ausgeschlossen zu werden oder fürchten sich, dass sich andere über sie lustig machen. Aber so wird die Stimmung richtig grau – so wie Loahs Stimmung und sein ganzer Körper!

Was können wir machen, dass deine Stimmung wieder bunter wird? Finde es mit Arbeitsblatt **Anpassungskünste** heraus und gestalte deinen Alltag ohne Angst und ohne Tarnung.

AB 11

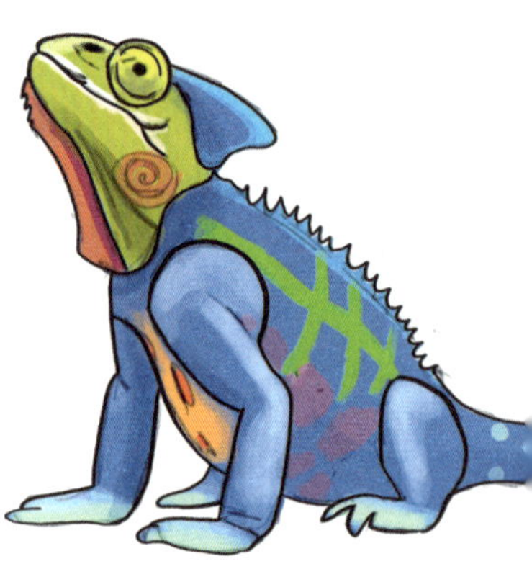

Unsichtbare Antennen-Haare

Wenn Taio die Erfahrung macht, dass andere ihn nicht mögen oder sich lustig über ihn machen, dann vergisst er das nicht so schnell. Kennst du das auch, dass du dich besonders gut an Situationen erinnern kannst, die dir sehr viel Angst oder Kummer bereitet haben?

Dein Gehirn speichert solche Situationen besonders gut ab, um beim nächsten Mal besser darauf vorbereitet zu sein. Sind Situationen dann ähnlich, wird Alarm geschlagen:

»Vorsicht! Hier könntest du wieder ausgelacht oder nicht gemocht werden!«

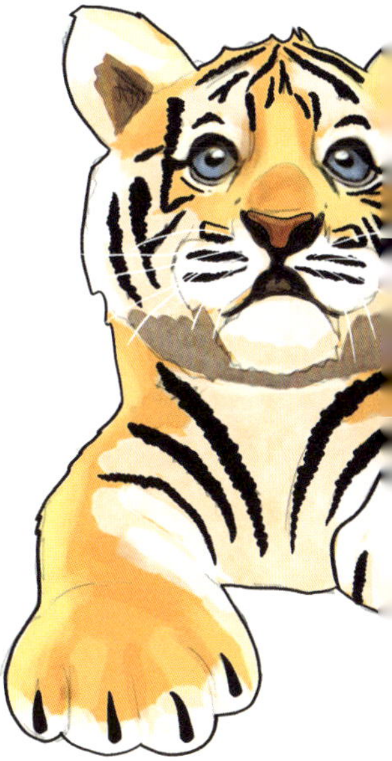

Wir Menschen haben genauso wie Taios Barthaare auch ganz feine, unsichtbare »Antennen«, die uns Informationen geben, ob eine Gefahr lauert oder ob wir uns entspannen können. Wie geht das? Meistens haben wir ein bestimmtes »Bauchgefühl«. Wenn sich Menschen lustig machen, unsere Gefühle nicht ernst nehmen oder sie uns gemeine Dinge sagen, kann das ganz schön doll wehtun. Dann kann unsere Stimmung in den Keller gehen. Denn es ist uns wichtig, von anderen Menschen gemocht zu werden.

- Wie fühlt sich das an, wenn du merkst, dass andere dich lieb haben und gerne mit dir befreundet sind?
- Wie fühlt es sich an, wenn du merkst, dass andere Menschen dich nicht mögen?
- Wie fühlt sich das an, wenn du merkst, dass andere dich ärgern oder ausschließen wollen?

Manchmal tun wir Dinge, um anderen zu gefallen. Das geht aber manchmal so weit, dass wir uns selbst nicht mehr gefallen. Oft ist in solchen Momenten der Wunsch danach, einem anderen zu gefallen, einfach noch viel größer! Aber dann sind wir gar nicht mehr wir selbst. Deshalb ist es wichtig, dass wir mit den Bauchgefühlen besser umgehen können.

- Wie kannst du dich gut fühlen, ohne dich zu verbiegen?
- Wann bist du ganz locker und entspannt und ganz du selbst?
- Wo und mit wem gelingt dir die Entspannung?

AB 12 Finde mit dem Arbeitsblatt **Bauchgefühle** heraus, was du tun kannst, um mit blöden Bauchgefühlen gut umzugehen.

Über sich hinaus wachsen

Stell dir Taio vor, als er in der Geschichte bei Naana plötzlich das Gefühl hat, über sich hinaus zu wachsen! Über sich selbst hinauswachsen bedeutet, dass du dich von innen ganz groß und vielleicht auch super stark fühlst. Kennst du solche Gefühle auch?

- In welchen Situationen hast du dich schon so gut gefühlt?
- Wo hast du das im Körper gespürt?

Manchmal kann uns unser Körper helfen, Gefühle zu zeigen. Wenn wir uns zum Beispiel ganz groß machen und wie ein stolzer Tiger, ein riesiger Elefant oder eine Giraffe und mit hoch erhobenem Kopf durch den Raum gehen, fühlt sich das gleich ganz anders an! So etwas nennt man auch »Körpersprache«.

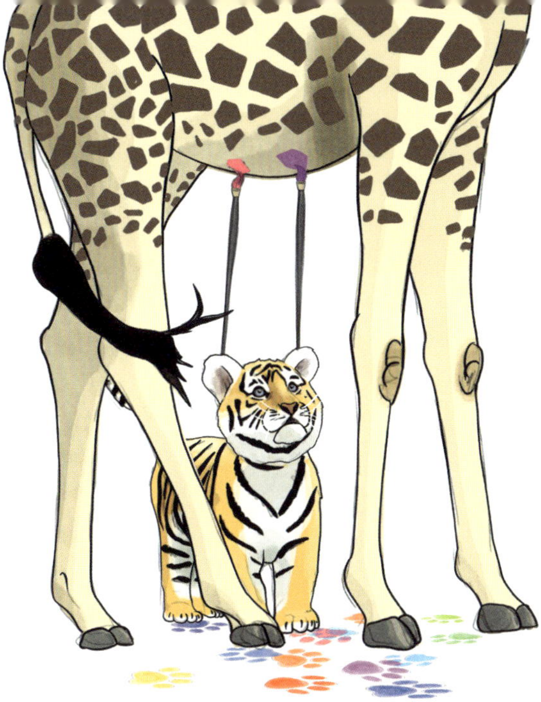

Taio zum Beispiel hat sich in der Geschichte vorgestellt, wie er mit seinen Pinselohren den Bauch der Giraffe bemalt, und ist dadurch ganz schön groß geworden – und plötzlich fühlte er sich in seinem Inneren auch ganz schön groß und stark. Probier das doch gleich einmal aus! Geh durch den Raum …

- wie der Elefant Ekevu.
- wie ein stolzer Tiger.
- wie eine Giraffe mit hoch erhobenem Kopf.

Wie fühlt sich das an?

Eine alte Tiger-Regel besagt, dass man immer auf vier Pfoten stehen soll, um sich stark und mutig zu fühlen. Denn wenn man stabil steht, pustet einen nichts so schnell um. Stell dir vor: Taio steht während der Geschichte immer fester auf seinen Pfoten. Aber nicht nur das, seine Pfoten sind auch noch bunt und geben ihm während der Geschichte immer mehr Stärke und Kraft. Er wird immer sicherer in seinen Schritten und das sieht man auch an den Spuren, die er hinterlässt. Seine Pfoten geben ihm Kraft: Eine Quelle voller Mut und Stärke. Und er hat sogar gleich vier davon! So kann er gut über sich hinaus wachsen.

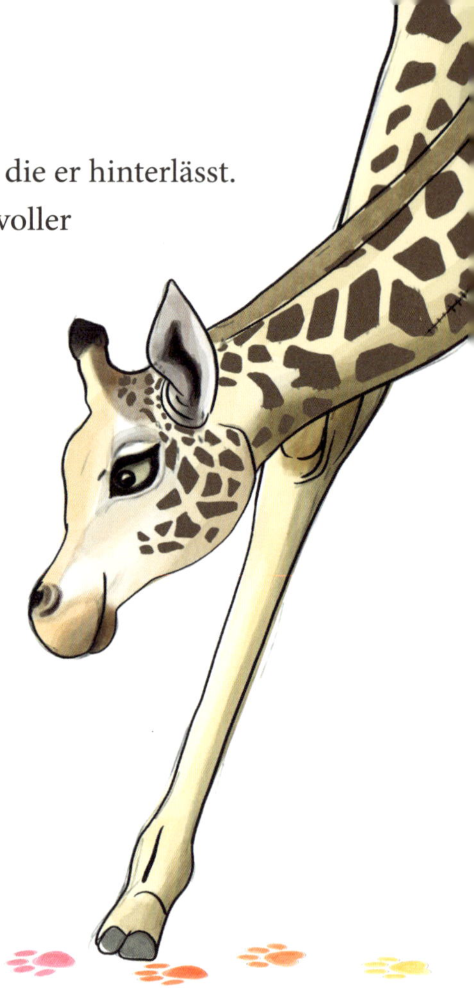

Was brauchst du für einen sicheren Stand, um über dich hinauszuwachsen? Um das herauszufinden, kannst du

AB 13 Arbeitsblatt **Innere Farbtöpfe** nutzen. Denn deine wahre Stärke, liegt in deinem Inneren!

Alte Verletzungen – neue Erfahrungen

Taio entdeckt in seinem Abenteuer eine Narbe an Naanas Hals, als er zu ihr hochklettert. Er traut sich aber nicht, sie zu fragen, was ihr passiert ist. »Naana hat ja auch Glück«, denkt Taio, »denn durch ihr gemustertes Fell fällt ihre Narbe kaum auf.« Was Taio nicht weiß – und was wir bisher auch nicht wussten: Naana ist auch froh, dass durch ihr gemustertes Fell meist niemand ihre Narbe sieht. Und wenn sie jemand sieht, ist sie erleichtert, dass sie niemand darauf anspricht. So wie es Taio gemacht hat. Taio denkt, dass Naana sich bestimmt ganz unwohl mit ihrer Narbe fühlt und er hat Bammel, dass sie sich schämt, wenn er sie fragt. Aber könnte es Naana auch helfen, eine andere Erfahrung mit ihrer Narbe zu machen? Könnte es ihr helfen, wenn Taio offen mit ihr darüber spricht?

- Hast du auch eine Narbe oder etwas anderes, wofür du dich schämst? Etwas, bei dem du Angst hast, dass andere es sehen könnten?
- Kennst du auch die Blicke von anderen und die unangenehmen Gefühle, dass hoffentlich niemand danach fragt?
- Was brauchst du von anderen, um offen über solche Dinge sprechen zu können?

Narben erinnern einen meistens an eine blöde Erfahrung oder eine Verletzung. Narben können nicht nur auf dem Körper, sondern auch in unserem Inneren entstehen. Uns wird das Herz schwer, etwas liegt uns schwer im Magen oder wir lassen die Schultern und den Kopf hängen. Das kann zum Beispiel passieren, wenn sich andere über einen lustig machen, man geärgert oder ausgegrenzt wird oder man das Gefühl hat, dass man ganz alleine ist.

Lass uns mit diesem Schweigen aufhören und schauen, ob die Narbe nicht auch davon erzählen kann, wie mutig und tapfer du warst oder auch Naana war. So nimmst du der Narbe ihren Schrecken! Schau dir dazu Arbeitsblatt **Wasserfarben-Narben** an. AB 14

Weg mit den Popelgedanken

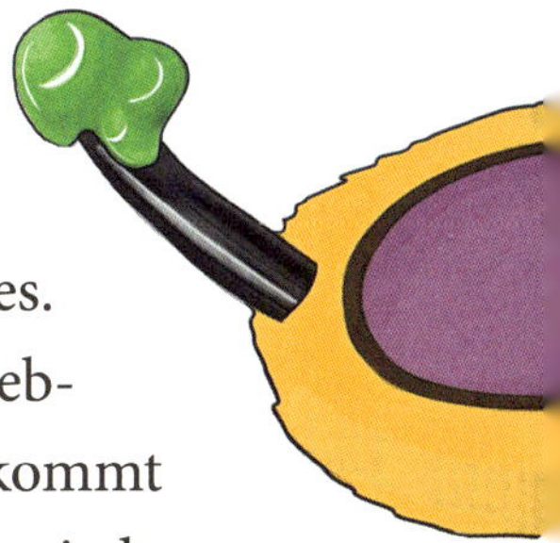

Wenn wir krank sind, bekommen wir manchmal Husten oder Schnupfen und fühlen uns ganz mies. Taio ist zwar nicht krank, aber trotzdem fühlt er sich manchmal richig mies. Blöde Gedanken über uns selbst können wie richtig dicke, klebrige Popel in der Nase sein. Man versucht alles, aber man bekommt sie einfach nicht zu packen. Dabei will man nur eins: endlich wieder durchatmen.

Lass uns mal wieder richtig durchatmen, indem wir dich von all deinen blöden Popel-Gedanken befreien. Hast du dazu Lust? Eigentlich ist das Popeln für kleine Tiger nicht erlaubt. Aber wenn es hilft, dass man so besser gute Gedanken einatmen kann, dann ist das nicht nur erlaubt, sondern sogar wichtig.

- Wie sieht dein Gedanken-Popel so aus?
- Was geht dir so durch den Kopf?

AB 15 Nutze Arbeitsblatt **Popel-Gedanken wegschnippen**, um deinen Kopf wieder für schöne Dinge frei zu bekommen.

Das Gießkannen-Kraft-Prinzip

Naana ist trotz ihrer Größe sehr sanft und achtsam mit Taio. Er hätte gar keine Angst vor ihr haben müssen. Auch Naana hätte keine Angst vor dem Tiger haben müssen. Beide machen eine gute Erfahrung miteinander. Und so können sie ihre Furcht, dass der oder die andere gefährlich ist, noch einmal verändern!

Stell dir vor, alle Gefühle und Gedanken, die uns Kraft und Mut geben und uns an uns selbst glauben lassen, sind so wichtig wie das Wasser für Blumen. Wasser ist auch für alle Tiere und Menschen wichtig. Wenn Taio blöde Sprüche über sich hört oder etwas nicht schafft, fühlt er sich niedergeschlagen. Er lässt dann die Schultern hängen wie eine Blume, die kein Wasser mehr hat. Zum Glück haben wir Gießkannen, um Pflanzen wieder Wasser und Kraft zu geben. Das klappt aber auch mit unseren Glücksgefühlen in uns! Mit jeder neuen guten Erfahrung können wir sie gießen und ihnen neue Kraft geben!

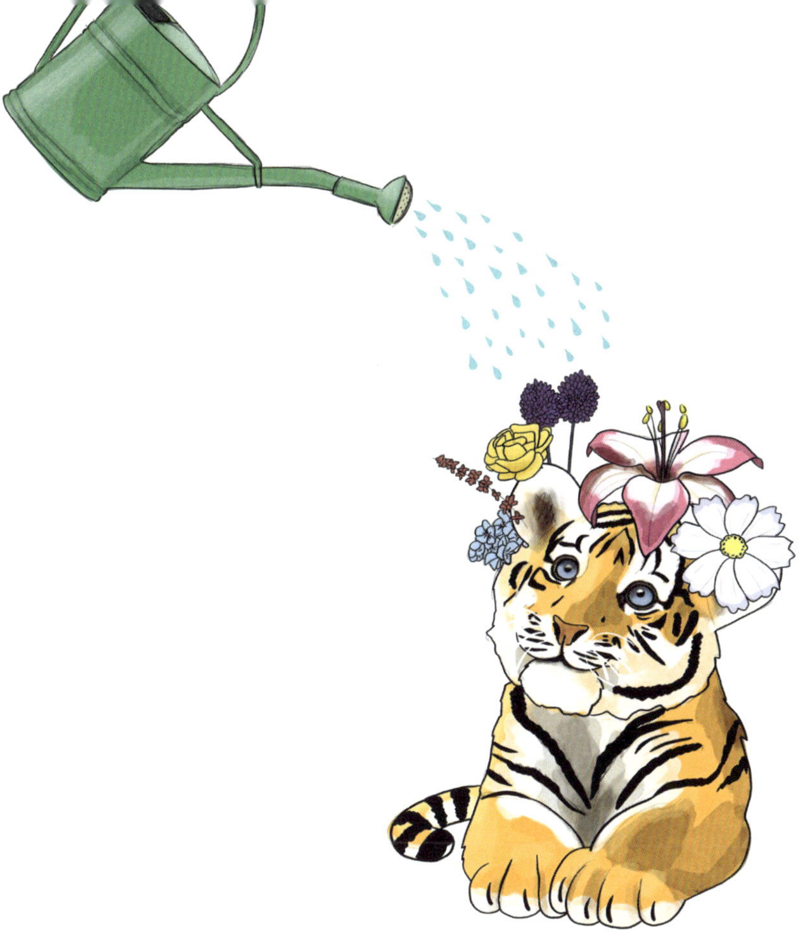

Welche Gießkannen kannst du regelmäßig dafür nutzen, dich wieder mit guten Gefühlen und Gedanken zu füllen? Was steckt alles in deiner Gießkannen-Kraft drin? Finde es auf Arbeitsblatt **Volle Kanne gute Gefühle** heraus. AB 16

Zweifel verjagen

Taio zweifelt ganz schön viel an sich selbst: Vor allem abends, wenn er schlafen will, laufen ihm diese Zweifel über die Bettdecke – ach nein, über sein schön gemustertes Tigerfell! Deswegen zieht er auch in der Geschichte abends los, denn schlafen kann er bei so vielen blöden Gedanken nicht. Aber hey, mit einer Tiger-Freundin an seiner Seite, wie

Tamika es ist, kann Taio seine Zweifel bestimmt gut loswerden. Stell dir vor, du hättest auch so eine Tiger-Freundin an deiner Seite. Kannst du dir vorstellen, wie es wäre, wenn du dich deinen Zweifeln stellst, und das zusammen mit diesem Tiger-Freund, der dich stärkt?

Dass die Zweifel manchmal da sind, können wir nicht ändern. Aber wir können unseren Umgang mit ihnen verändern. Und zwar nicht, indem wir mit scharfen Krallen und Zähnen gegen sie kämpfen. Nein, wir schlagen sie in die Flucht, indem wir …

- uns größer machen als die Sorgen und Zweifel,
- sie auf Abstand bringen oder
- sie wie kleine Monster mit Anti-Zweifel-Spray von uns fernhalten.

Du hast mit Taio einen tigerstarken Freund an deiner Seite. Trau dich
AB 17 mit ihm und stell dich den Zweifeln und bastele dein eigenes **Anti-Zweifel-Spray**.

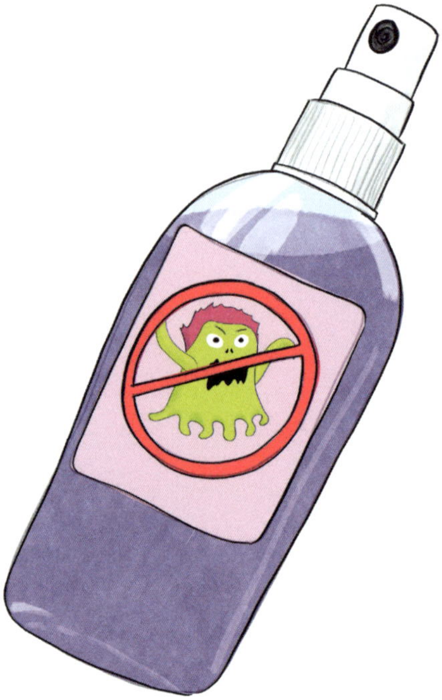

Gedankenkraft

Als Taio in der Geschichte über den großen Graben bei Ekevu springen soll, ist er ganz schön unsicher. Kann er diesen großen Sprung als kleiner Tiger überhaupt schaffen? Kennst du solche Situationen auch, in denen es dir mulmig wird, weil du gedacht hast, du kannst eine Situation nicht meistern? Erzähl doch mal. Was ist dir dabei durch den Kopf gegangen?

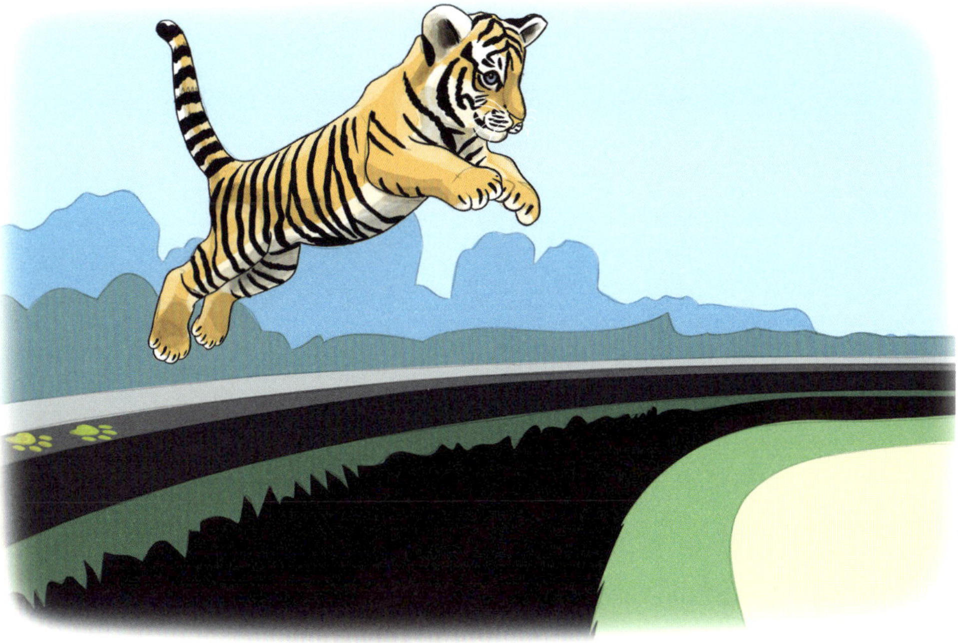

Wusstest du, dass unsere Gedanken so viel Kraft haben, dass sie tatsächlich beeinflussen, wie wir uns verhalten?

TIGERTIPP

Wenn wir uns vor einer Herausforderung immer wieder sagen, dass wir etwas nicht können, dann können wir die Aufgaben tatsächlich nicht. Umgekehrt gilt zum Glück das Gleiche: Wenn wir uns selbst Mut zusprechen, gelingen uns kleine und größere Herausforderungen meistens viel besser. Taio hat sich vor dem Sprung vielleicht kurz gedacht: »Ich schaffe das!« Denke also immer auch an stärkende Gedanken, wenn etwas Schwieriges vor dir liegt!

Willst du ausprobieren, ob du mit deinen Gedanken wirklich leichter Herausforderungen meistern kannst?

- Was hättest du Taio vor seiner Herausforderung beim Sprung über den Graben gesagt?
- Hättest du ihn bestärkt? Wie hättest du das gemacht?
- Wann willst du dir das nächste Mal selbst mutige Gedanken machen?

AB 18 Auf dem Arbeitsblatt **Sich selbst Mut machen** kannst du herausfinden, wie man sich selbst bestärkt und Mut macht!

Deine Grenzen und Regeln

Taio staunt nicht schlecht, als er Ekevu, dem Elefanten, begegnet: So riesige, spitze Stoßzähne hat er. Taio denkt sofort: »Mit solchen Stoßzähnen würden sich andere Tiger nicht mehr über mich lustig machen. Das würden sie sich dann nicht mehr trauen.«

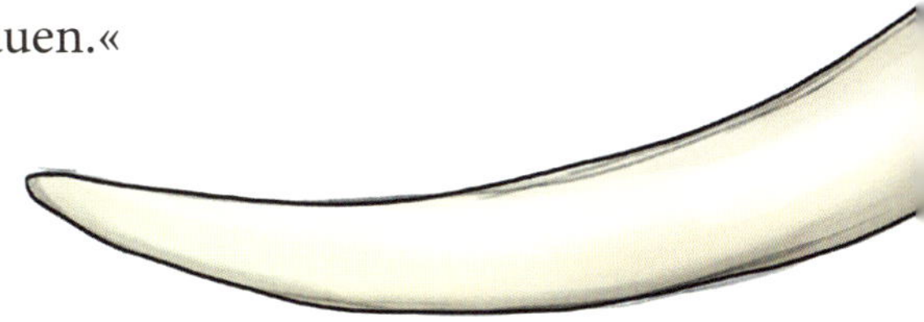

Doch Ekevu erklärt, dass er sie nur nutzt, um Grenzen aufzuzeigen, aber er niemanden einfach so mit seinen Stoßzähnen angreift. Er erklärt, dass es auf die Haltung ankommt – die Haltung zu sich selbst. Hm … Was meint Ekevu wohl damit? Er hat es Taio nach der Geschichte noch erzählt:

- Wenn wir keinen Respekt vor uns selbst haben, dann haben andere Menschen auch keinen Respekt vor uns.
- Wenn wir keine Regeln aufstellen, wie wir behandelt werden wollen, dann kann sich niemand an diese Regeln halten.
- Wenn wir uns selbst als schützenswert empfinden, können wir das anderen sagen, dass wir nett und freundlich behandelt werden wollen. Dann braucht man auch keine Stoßzähne und keine Gewalt.

Taio hat die Nase gestrichen voll, dass andere seine Grenzen nicht achten und sich lustig über ihn machen. Kannst du Taios Wunsch verstehen, dass sich daran etwas ändern soll? Welche Regeln sollen bei dir gelten und wie sollen andere Menschen mit dir umgehen und dich behandeln?

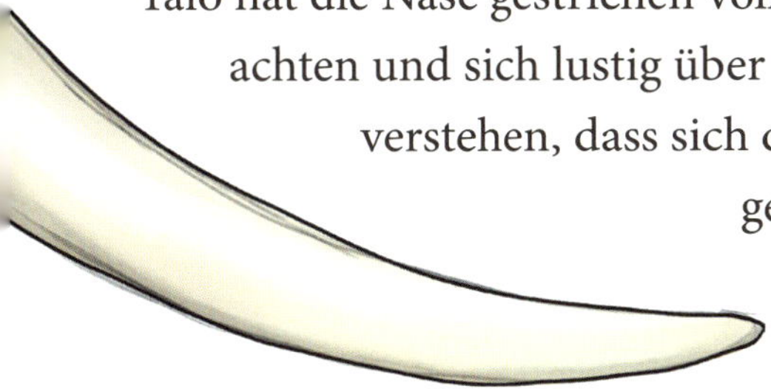

»Ich bin es mir Wert!« ist eine wichtige Einstellung, die zeigt, dass du dich als schützenswert siehst und gesunde Grenzen wichtig sind. Das gibt dir Sicherheit – besser noch als starke Stoßzähne. Du kannst dir weitere Tipps auf dem Arbeitsblatt **Selbstwertschutz** holen.

AB 19

Ein bunter Garten mit schönen und miesen Gefühlen

Taio ist erleichtert. Er kann sich Ekevu anvertrauen und ihm erzählen, dass er manchmal traurige Gefühle und schwere Gedanken hat. Viel schwerer als ein Elefant? Noch viel schwerer! Ekevu sagt, dass man sich alle Gedanken und Gefühle wie einen großen Garten vorstellen soll. Das ist ein schönes Bild, oder was meinst du?

Wie in einem Garten gibt es sehr schöne Blumen und Pflanzen. Wir freuen uns, wenn sie blühen! Dann gibt es da aber auch noch das Unkraut. Unkraut macht sich gerne breit und nimmt den Pflanzen, die wir säen, den Platz weg. Mit traurigen Gefühlen und blöden Gedanken über uns selbst kann es uns genauso gehen. Solche »Unkraut-Gefühle« entstehen zum Bespiel durch blöde Erfahrungen, in denen du ausgegrenzt oder blöd behandelt wurdest. Oder wenn du selbst oder jemand anderes etwas Blödes über dich gesagt hat. Manchmal auch, wenn du nur daran zurückdenkst! Dann gehen unsere guten und schönen Gedanken und Gefühle über uns selbst ein, und wir lassen den Kopf hängen – wie eine Pflanze, die zu wenig Wasser bekommt.

- Wie können die guten Gedanken und Gefühle über dich selbst wieder mehr Platz bekommen?
- Was glaubst du, ist wichtig, damit dein eigenes Gartenbild gut wachsen und bunt blühen kann und die Unkraut-Gedanken nicht so viel Platz einnehmen?

Auf dem Arbeitsblatt **Platz für gute Gefühle** überlegen wir zusammen, was wir alles brauchen, um wachsen und blühen zu können wie eine Pflanze. So wie ein Gärtner einen »grünen Daumen« braucht, brauchst du gute Gedanken über dich selbst. Und was brauchst du sonst noch, damit die Bienen fröhlich um dich herumsummen und dir gute Gedanken über dich aus den Ohren wachsen? AB 20

Selbstwert-Spicker

Es ist wichtig, dass du dir merkst, dass du so wie du bist, genau richtig bist! Doch manchmal vergessen wir das ganz schön schnell und wir wären gerne besser, schöner – einfach anders!

TIGERTIPP

Ekevu kann sich mit seinem Elefantengedächtnis Sachen echt gut merken. Aber wie machen das kleine Tiger oder wie machst du das? Wie kannst du dir richtig gut Dinge merken? Kleine Tiger, aber auch Menschen, müssen sich manchmal Hilfe holen. Das ist besonders wichtig, wenn wir an unseren guten Gefühlen und Gedanken uns selbst gegenüber arbeiten. Das geht am besten mit Gedächtnisstützen und Selbstwert-Spickern!

Wenn wir uns mies fühlen, kommen uns Gedanken über unsere Fehler und Zweifel viel leichter in den Sinn. Blöderweise ist es oft so, dass diese miesen Stimmungen viel besser an uns kleben bleiben als die guten und wir uns besser an das Blöde erinnern können. Deshalb ist es besonders wichtig, dass wir heute ein Erinnerungs-Memo für dich anlegen. Ein Memo ist eine kurze Aufnahme, z.B. über das Smartphone, in dem du Dinge aufnehmen kannst, die du auf gar keinen Fall vergessen darfst! Dass DU ein wertvoller und toller Mensch bist, ist so ein wichtiges Memo, das du auf gar keinen Fall vergessen darfst! Dieses superwichtige Memo, kann dir dabei helfen, dass die miesen Gefühle und Gedanken in deinem Kopf nicht so viel Raum einnehmen.

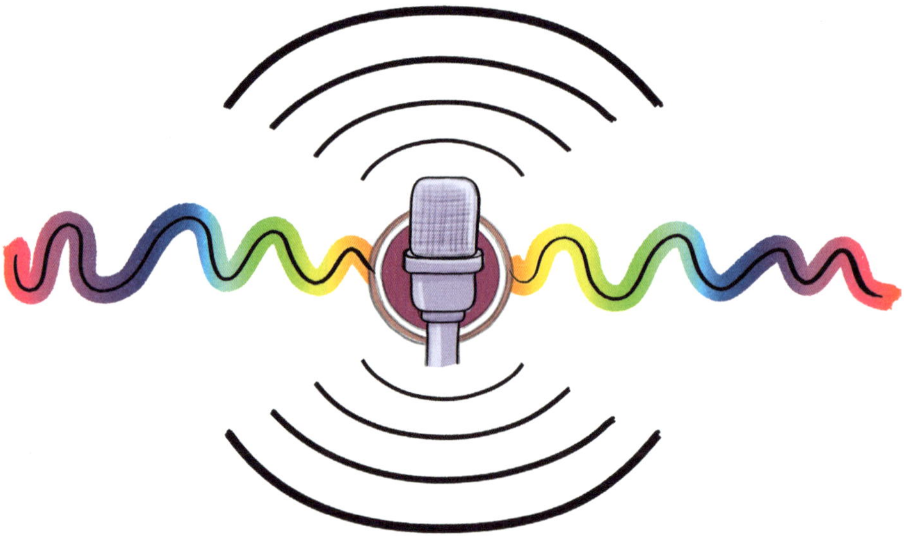

Hast du nicht Lust, ein Stärken-Memo aufzunehmen? Das kannst du dir dann immer anhören, wenn du es brauchst, sodass du dich besser daran erinnern kannst, was für ein wertvoller Mensch du bist! Spiel es einfach immer dann ab, wenn die fiesen Gedanken wieder zu viele werden und erinner dich an all das Schöne! Nutze dafür das Arbeitsblatt **Stärken-Memo**.

AB 21

Komplimente-Strauß

Taio kann nicht anders, als Ekevu seine Bewunderung auszudrücken. »Deine Stoßzähne sind sehr beeindruckend«, sagt der kleine Tiger in der Geschichte. Was für ein großes Kompliment! Ekevu ist völlig verlegen und weiß nicht, was er darauf sagen soll. Menschen sagen in solchen Situationen manchmal: »Vielen Dank für die Blumen!« Das kann bedeuten, dass man sich tatsächlich darüber freut oder dass man dem anderen freundlich sagen will: »Vielen Dank für das Kompliment, aber ich kann das (noch) nicht so ganz glauben.«

- Was hast du schon für Komplimente bekommen? Was haben andere Tolles über dich gesagt?
- Wie hast du dich dabei gefühlt? Was hast du gedacht? Konntest du das glauben, was dir die andere Person Nettes gesagt hat?

Hast du Lust, dir einen bunten Strauß mit Komplimenten und guten Sätzen, die du über dich gehört hast, zusammenzustellen? Vielleicht blühen sie nicht nur schön in einem Blumenstrauß, sondern du kannst sie mit guter Pflege dazu bringen, dass sie wieder Wurzeln schlagen. Zeig mir, wie du deinen bunten Komplimente-Strauß zusammenbindest mit dem Arbeitsblatt **Vielen Dank für die Blumen!** AB 22

Dein eigener vertrauter Schutzraum

Denk einmal an Taios Situation mit den anderen Tigern zurück. Als Taio geärgert wurde, war er ganz schön allein. Es gibt Tiere und Menschen, die fühlen sich nur in der Gruppe stark, so wie die anderen Tiger, die Taio geärgert haben. Meinst du, sie würden sich das auch allein trauen? Was hast du schon mit anderen erlebt?

Stell dir vor, wie sich das für Taio anfühlt, als er in der Nacht mit Naana oder Ekevu zusammen ist. Er fühlt sich sicher und geschützt. Denn Naana und Ekevu würden niemals andere angreifen. Ekevu hilft ihm sogar über den Graben und bietet seine Hilfe an.

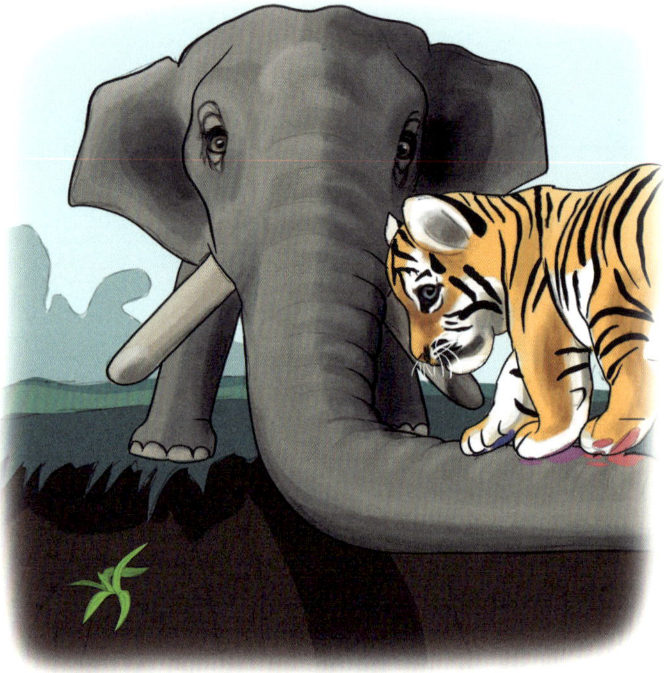

Das gibt Taio das Gefühl, dass er sich gar nicht in seine Höhle zurückziehen und vor ihm verstecken muss. Wenn er sich zurückzieht, dann nur in einen wirklichen Schutzraum, und zwar den, den Menschen auch »Vertrauen« nennen. Dadurch kann Taio lernen, sich selbst größer zu machen und für sich einzustehen. Er strahlt dann das Gefühl aus: Ich bin geschützt! Ich werde beschützt! Und ich darf mich auch beschützen! Ich darf meinen eigenen Wert schützen. Wie ein Tiger das halt so macht. Aber Moment mal, wie macht ein Tiger das eigentlich? Was strahlt ein Tiger aus, der ganz klar sagt: »Ich greife dich nicht an, aber bitte geh freundlich mit mir um?«

Du kannst auf dem Arbeitsblatt **Schutz-Erinnerung** ein richtig tolles Schutzgefühl basteln, das dich an diesen Schutz erinnern kann. Vielleicht willst du es an deinen Rucksack hängen, dann hast du es immer bei dir. AB 23

Selbstwert-Fresserchen

Taio erlebt in dieser Nacht ganz schön viel und am Ende entscheidet er sich, doch nicht wegzugehen, sondern lieber seiner Freundin Tamika von all seinen Erfahrungen zu erzählen. Doch so richtig schlafen kann er nicht mehr. Dafür ist er viel zu aufgeregt. Kennst du das auch, wenn du abends gar nicht ins Bett möchtest, weil du noch spielen willst, weil du dich schon so sehr auf Morgen freust und ganz wach und aufgeweckt ist?

Manchmal kann man aber auch nicht gut einschlafen, weil einem viele Gedanken, Gefühle und Sorgen durch den Kopf schwirren. Taio kennt das nur zu gut. Solche Gedanken nennt er »Selbstwert-Fresserchen«. Das sind Gedanken, die einem in den Kopf kommen können, wenn man an sich selbst zweifelt und denkt, man sei nichts wert oder dass man für andere nichts wert ist. Solche Selbstwert-Fresserchen tauchen meistens genau dann gerne mal auf: Wenn man im Bett liegt, aus allen möglichen Gründen nicht einschlafen kann und grübelt!

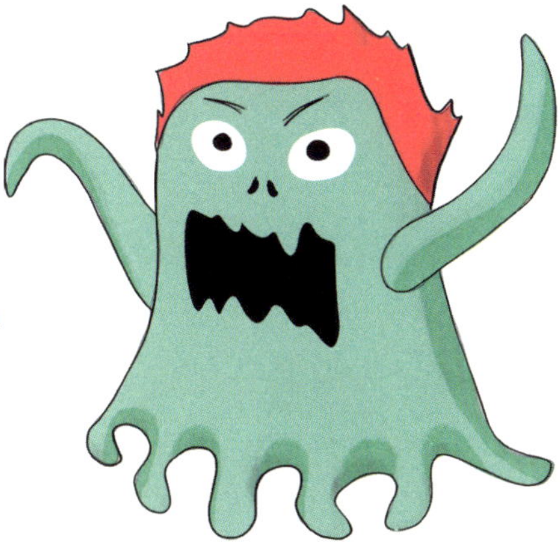

Wie oft hat Taio sich wohl von der einen auf die andere Seite gewälzt? Ja, die Selbstwert-Fresserchen haben ihm dadurch richtig den Appetit auf Morgen und viele neue schöne Erfahrungen verdorben. Denn wenn man nicht schlafen kann, stehen einem am nächsten Tag gerne mal die Haare zu Berge, man faucht die anderen wegen Kleinigkeiten an und fährt die Krallen aus.

AB 24 Du kannst auf dem Arbeitsblatt **Selbstwert-Fresserchen** herausfinden, wie du deine eigenen Selbstwert-Fresserchen anlocken und ihnen den Appetit verderben kannst.

Gut zu anderen – gut zu sich selbst

Tiger Taio wurde in einer Auffangstation aufgenommen, weil er verletzt war und nun in einem geschützten Raum Zeit bekommt, um sich wieder zu erholen. In dieser Zeit wird er von den Pflegern gefüttert und es wird darauf geachtet, dass es ihm gut geht und er sich erholen kann. Auch wenn der Tierpark ziemlich klein ist, ist es ein Ort, an dem er »wertschätzend« behandelt wird, wie von der Direktorin, die sich fast so verhält »wie eine gute Mutter«. Das bedeutet, dass er so von anderen behandelt wird, als sei er ein wertvoller Schatz. Die Direktorin ist aber auch sauer auf den Pfleger. Denn wie er mit Taio umgegangen ist, war alles andere als liebevoll und schützend. Hat dich das auch wütend gemacht?

Menschen haben die Aufgabe, gut mit der Natur und mit Tieren umzugehen. Menschen haben aber auch die Pflicht, mit anderen Menschen gut umzugehen. Taio hat die schlechte Behandlung durch den Tierpfleger im Herzen wehgetan. Hat dich auch schonmal jemand schlecht behandelt oder hast du das bei jemand anderem mitbekommen?

Hey, aber nur weil man Taio schlecht behandelt hat, ist er deswegen auch ein schlechter Tiger? Auf gar keinen Fall! Und für dich und andere gilt das Gleiche: Nur, weil man dich schlecht behandelt hat, bist du kein schlechter Mensch und die anderen auch nicht! Da gebe ich dir die Pfote drauf! Lass uns mal ein Experiment auf Arbeitsblatt **Gemünzter Selbstwert** machen, um dich zu überzeugen. AB 25

Sei dein eigener Held

Manchmal passieren blöde Dinge. Taio wurde verletzt abgegeben und musste wieder aufgepäppelt werden. Alleine wäre er in der Natur nicht wieder zu Kräften gekommen. Gut, dass es so tolle Menschen gibt, die sich um verletzte oder ausgesetzte Tiere kümmern, um sie wieder stark für die Wildnis zu machen!

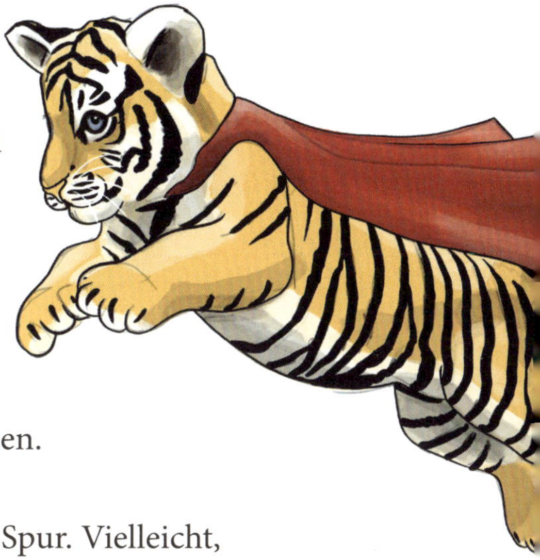

Klar, in einer Auffangstation ist es nicht so wie zu Hause in der Natur, aber Taio ist sehr froh. Er weiß: Solche Menschen sind richtige Heldinnen und Helden! Sie helfen Tieren, die auf ihren Schutz angewiesen sind, um wieder auf die richtige Spur zu kommen! Wenn er mal groß ist, möchte er diese Erfahrungen auch teilen und sich um andere kümmern, die seine Hilfe brauchen.

Manchmal kommen wir ganz schön aus der Spur. Vielleicht, weil wir was blödes erlebt haben. Träumst du manchmal auch, dass du wieder auf die richtige Spur kommst? Vor allem dann, wenn du in einer Notlage bist?

AB 26 Lass uns mal auf dem Arbeitsblatt **Heldenstark** schauen, welche Helden-Fähigkeiten du brauchst, um dir selbst gut helfen zu können.

Selbstwert pflanzen und zu sich stehen

Taio hat ein bisschen Bammel, dass er die neuen Gefühle von Selbstbewusstsein, Stärke und Mut zu sich selbst zu stehen, wieder verliert. Denn dieses neue, wertvolle Gefühl in ihm ist noch nicht dick wie eine Elefantenhaut. Es ist ganz schön zart und muss gut gepflegt werden. Dieses neue, tolle Gefühl in Taio ist eine ganz zerbrechliche Angelegenheit. »Zum Umpusten«, nennt Taio es. Es ist ja auch erst ganz neu in ihm entstanden, und wächst noch. Wie eine zerbrechliche Pflanze.
AB 27 Schau dir Arbeitsblatt **Selbstwert-Kresse** an. Hier kannst du erfahren, wie du diese neuen Gefühle aussäen und ihnen beim Stark-Werden zuschauen kannst.

Weißt du noch ganz am Anfang, als wir Taio kennengelernt haben, da haben wir eigentlich nur seine Schwanzspitze zu Gesicht bekommen. Denn Taio hatte so große Angst, dass andere sich über ihn und seine bunten Pfotenspuren lustig machen, dass er sich nicht mehr aus der Höhle getraut hat. Die Zeiten sind nun vorbei! Ob sich Taio nun traut, sich und seine Talente anderen zu zeigen? Was glaubst du?

TIGERTIPP

Mut und Selbstbewusstsein hat Taio nun allemal! Aber weißt du, Taio macht eine wichtige Erfahrung: Tigerklare Tatsache – Applaus und die Wertschätzung von anderen sind schön. Viel besser ist es aber, wenn man lernt, sich selbst zuzujubeln und sich selbst gut zu finden.

Was glaubst du, warum es wichtig ist, dass man eine gute Meinung über sich selbst hat? Du kannst dir mit Arbeitsblatt **Ganz sicher der Rede wert** deine Meinung über dich selbst sagen! AB 28

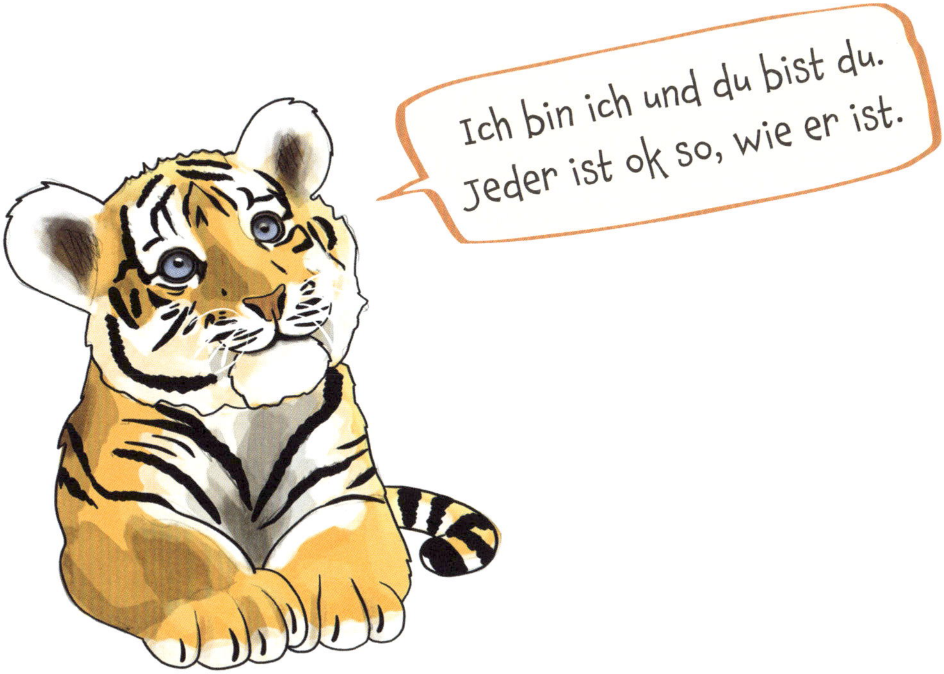

Gutes von außen

Taio macht am Ende des kleinen Abenteuers eine wichtige Erfahrung. Die Direktorin sagt zu ihm: »Kleiner Tiger, ich stärke dich und gebe dir Rückenwind.« Die Worte und Berührung geben Taio Halt. Manchmal brauchen kleine Tiger, Tiere oder Menschen einen Halt, eine Berührung oder freundliche Worte.

- Kannst du dir vorstellen, wie Taio sich dabei gefühlt hat?
- Sag mal, brauchst du das auch?
- In welcher Situation haben dir Berührungen oder der Zuspruch durch andere geholfen?

Manchmal brauchen wir andere, die uns sagen: »Du bist mir wichtig. Ich drücke dich!« Wenn wir anderen Menschen vertrauen können, ist das sehr viel wert. Dann finden wir wieder Vertrauen und kommen wieder auf die richtige Spur. Dann fällt es uns manchmal leichter, wieder freundlich und nett über uns selbst zu denken. Wer kann dir helfen, wenn du aus dem Takt gerätst? Finde es heraus mit dem Arbeitsblatt AB 29 **Tanz der Bindung**.

TIGER TAIO

III Ressourcen für die therapeutische Praxis: Wissen, Interventionen, Materialien

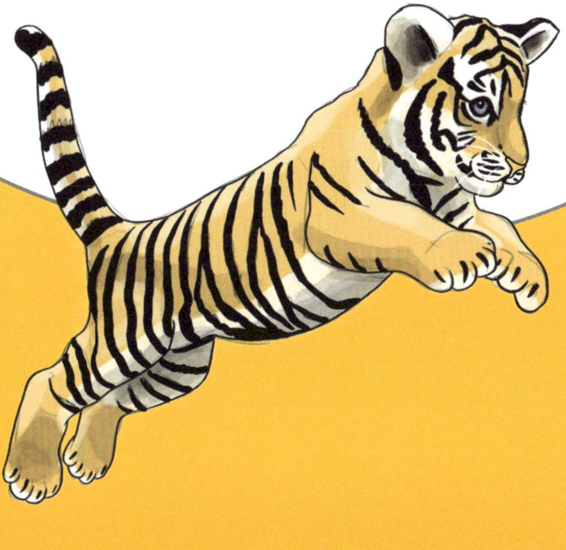

1 Allgemeines zur Arbeit mit dem Buch und der Geschichte

Im Folgenden finden Sie Hintergründe zu der Geschichte, Informationen zum Selbstwert und seines Stellenwerts für ein gesundes Leben, sowie Tipps für die Arbeit mit dem Selbstwert in der Therapie. Zudem werden die Arbeitsblätter an günstiger Stelle im therapeutischen Prozess beschrieben und es findet sich zu jedem Arbeitsblatt ein kompakter Steckbrief mit weiteren Informationen.

In der Geschichte wurde das Setting des Tierparks genutzt, das die Begegnung mit verschiedenen Tieren in einem relativ überschaubaren und den meisten Kindern bekannten Raum ermöglicht. Eigentlich handelt es sich um eine Auffangstation, wie sie in manchen Tierparks angegliedert ist. Hier werden verletzte Tiere versorgt und können sich erholen. Die Auffangstation kann auch Kindern in der Therapie erklärt werden. Das begrenzte Setting des Tierparks kann genutzt werden, um die kleine, dunkle (Innen-) Welt zu veranschaulichen, in der sich Taio anfangs aufhält, bis er selbst den Entschluss fasst, »auszubrechen«. Er bricht schließlich auch aus, aber nicht aus dem Park – manche Orte lassen sich nicht so schnell verlassen – sondern aus seiner grauen Gedankenwelt und seinen Sorgen. Dabei entsteht in ihm eine ganz andere, bunte Welt – und ein tigerstarker Selbstwert.

Zum Umgang mit dem Buch und der Zielgruppe

In der Kindergeschichte geht es um einen ganz besonderen Tiger. Sein Name ist Taio, der seinem Namen nach dazu »geboren wurde, um glücklich zu sein«. Und eigentlich könnte er auch von Glück reden, denn er wurde in eine Auffangstation im Tierpark gebracht, in der er sich erholen und wieder stark werden kann. Aber Taio ist ganz und gar nicht glücklich. Er fühlt sich, als sei er gar nichts wert, weil er immer wieder denkt, gar nicht richtig »tigerisch« zu sein und sich mit anderen Tieren vergleicht. Dabei ist er ganz besonders außergewöhnlich – denn Taio hinterlässt bunte Pfotenspuren! Doch er kann diesen außergewöhnlichen Wert gar nicht wahrnehmen, weil er von anderen dafür ausgelacht wird. Er hat Angst, abgewertet, beschämt oder verletzt zu werden. Also entschließt er sich eines Tages, auszubrechen und sich auf die Spuren seines Selbstwerts zu begeben. Dabei macht er viele neue Erfahrungen, die ihn dazu befähigen, ein anderes Bewusstsein für seinen eigenen Wert zu bekommen.

In den Begegnungen mit anderen Tieren begegnet er sich selbst Schritt für Schritt mehr und versteht auf leisen, bunten Tigerpfoten, dass der Selbstwert nicht nur aus Leistungen, sondern vielmehr aus Gefühlen entsteht. Richtige Selbstwertgefühle! Taio beginnt, sich aus seiner inneren Höhle voller Selbstzweifel vorzutasten und macht auf seinem Weg neue Erfahrungen. Weil Taio nun auch anderen Kindern ein Vorbild sein will, hat er seine Pfotenspuren auch für all jene Kinder hinterlassen, die ihm auf dem Weg zu einem gesunden Selbstwert folgen wollen.

Der »Selbstwert« ist ein störungsübergreifendes Konstrukt, das auch für Erwachsene nicht ganz leicht verständlich und zugänglich ist. Insbesondere Kinder brauchen dafür einen kindgerechten, aber tigerstarken Einstieg. Damit ihnen dieser Einstieg gut gelingt, finden Sie im Anhang und online abrufbar eine Vielzahl an Arbeitsblättern zum Einbetten in die Kindergeschichte und den Kindererklärteil, sodass Kinder schneller Vertrauen in die Selbstwertarbeit fassen können. Die Kindergeschichte ermöglicht Struktur, Identifikation und Orientierung und bebildert den Prozess zum eigenen Selbstwert, sodass dieser für Kinder leichter verständlich wird. Das Konstrukt des Selbstwertes wurde in der Geschichte und dem Kindererklärteil für Kinder mithilfe kindgerechter Worte und Metaphern zugänglich gemacht.

Die Geschichte vom kleinen Tiger mit seinen bunten Pfotenspuren und die zugehörigen Übungen sind je nach Entwicklungsstand für Kinder zwischen 5 bis 10 Jahre geeignet. Hierbei ist es ratsam, den Einsatz individuell anzupassen. Grundsätzlich lassen sich die Arbeitsblätter aber auch ohne die Einbettung in die Geschichte oder den Kindererklärteil nutzen und können, in Abhängigkeit des therapeutischen Prozesses, flexibel eingesetzt werden. So macht Tiger Taio auf kindgerechte Weise bunte Hoffnung für diejenigen, die Schwierigkeiten mit dem eigenen Wert haben, sodass sie, vielleicht nicht mit einem Katzensprung, aber mit einem Tiger an ihrer Seite, lernen, sich selbst als wertvoll wahrzunehmen.

2 Hintergrundwissen zum Selbstwert

Tiger Taio begibt sich auf die Selbstwertspur. Dabei ist der Selbstwert nicht nur für Kinder ein schwieriges Konstrukt – auch noch im Erwachsenenalter kann die Beschäftigung mit dem Selbstwert viele Fragen aufwerfen. Anhand einiger dieser Fragen bekommen Sie ausgewählt in den folgenden Unterkapiteln Anregungen für die therapeutische Arbeit, den Selbstwert noch einmal aus unterschiedlichen Blickwinkeln zu betrachten und zu begreifen. Insbesondere in Bezug auf die kindliche Entwicklung gibt es hierzu die Möglichkeit, die Bedeutung des Selbstwerts für ein gesundes Leben und eine gute Entwicklung zu erfahren.

2.1 Was ist eigentlich Selbstwert?

Die Forschung zum Thema Selbstwert hat eine lange therapeutische Tradition. Das Konstrukt Selbstwert spielt dabei nicht nur eine zentrale Rolle innerhalb der Grundlagenfächer wie der Persönlichkeits- und Sozialpsychologie, sondern es hat insbesondere in den Anwendungsfächern der Klinischen Psychologie und Psychotherapie eine große Relevanz. Der Selbstwert ist dabei für nahezu alle Störungsbereiche bedeutsam. Zwar ist das Forschungsinteresse insbesondere in den letzten Jahren gestiegen, trotzdem bestehen immer noch unterschiedliche Definitionen zum Selbstwert. Es wird angenommen, dass der Selbstwert die Einschätzung des eigenen Wertes beschreibt (Leary & Baumeister, 2000) und als eine positive oder negative Einstellung zu sich selbst definiert werden kann (Rosenberg, 1965). Der Selbstwert lässt sich somit als ein subjektives Konstrukt darstellen, das nicht notwendigerweise die objektiven Merkmale und Eigenschaften einer Person widerspiegelt. Insbesondere Taios Geschichte zeigt, dass seine bunten Tatzen, von unterschiedlichen Standpunkten her betrachtet, unterschiedlich wahrgenommen werden können. In der Folge können sie zu anderen Selbst-Bewertungen führen, die sich dann wiederum in anderen Gedanken, Gefühlen und Verhaltensweisen zeigen können.

So heterogen wie die Definition des Selbstwerts ist auch seine Konzeptualisierung. Der Selbstwert in Form von Selbstbewertung wird als Persönlichkeitsmerkmal gesehen, das über die Zeit und über verschiedene Situationen eine stabile Eigenschaft der Person darstellt (Brown et al., 2001) und kann einerseits als eine überdauernde Persönlichkeitsdisposition (»trait«) verstanden werden. Gleichzeitig unterliegt der Selbstwert aber auch momentanen Schwankungen (»state«) (Ruiter et al., 2017). Klassifikationen erfolgen anhand bestimmter Ausprägungen auf unterschiedlichen Dimensionen in Form von »hoch-niedrig«, »kontingent-nicht-kontingent«, »implizit-explizit«, »sicher-fragil« (Jünemann, 2015). Es besteht auch die Unterscheidung zwischen einem globalen Selbstwert und spezifischen Selbstwertfacetten (Rosenberg, 1995). Ebenso besteht die Annahme, dass der Selbstwert sich auf Selbstakzeptanz, den Glauben an die eigenen Fähigkeiten und die Selbstachtung bezieht.

Nach Grawe (1998) besitzt der Selbstwert als eines von vier menschlichen Grundbedürfnissen (Kontrolle, Bindung, Selbstwert und Lustgewinn) eine hohe Relevanz. Dieser kann durch Ressourcenaktivierung gefördert werden. Hierbei sollen anstelle einer Fokussierung auf Probleme und Defizite von Patient:innen, positive Aspekte, Eigenschaften und Fähigkeiten Raum einnehmen. Ziel ist hierbei die Stärkung bereits vorhandener, gesunder und funktionaler Anteile des Menschen. Auch Kanfer et al. (2000) postulieren, dass die Verbesserung der Selbstbewertung ein wichtiges Therapieziel ist.

2.2 Die Bedeutsamkeit des Selbstwerts in der Kindheit

Die Soziometer-Theorie besagt, dass der Selbstwert ein Marker ist, der die Reaktionen von anderen überwacht (Leary, 2000; Leary & Baumeister, 2000), sodass der Selbstwert mit dem Grad der Anerkennung durch andere schwanken kann. Des Weiteren geht die Bindungstheorie (Ainsworth, 1973; Bowlby, 1973, 1988) davon aus, dass Bindungen, die wir in Beziehungen zu anderen erfahren, in einem direkten Zusammenhang mit dem Selbstwertgefühl stehen. Hierbei wird angenommen, dass die Sicherheit in der Beziehung zu der primären Bezugsperson in der Kindheit verinnerlicht wird und sich auf die späteren Bindungs- und Beziehungserfahrungen mit Gleichaltrigen oder Partner:innen auswirkt. So signalisieren die Bindungen zu allen nahestehenden Personen dem Selbst eine Vorstellung vom eigenen Wert als Person, dass man entweder von diesen stabilen wichtigen Menschen in seinem Leben dafür geschätzt wird, was man ist, oder dass man von diesen Menschen nicht als wichtig angesehen wird und daher nahezu unwürdig ist. Die Kindheit ist somit eine sensible Phase für die Entwicklung des Selbstwerts.

Grundlegend kann davon ausgegangen werden, dass soziale Beziehungen eine wichtige Rolle bei der Entwicklung des Selbstwertgefühls bei Menschen spielen (Leary, 2012) und das insbesondere im familiären Bereich – der meist ersten sozialen Gruppe, der ein Kind angehört. Hierbei zeigt sich, dass das Ausmaß an elterlicher Wärme und Unterstützung das Selbstwertgefühl vorhersagt (Harris et al., 2017; Orth, 2018). Daher ist es ratsam, sich frühzeitig um den Selbstwert von Kindern zu kümmern und auch die Eltern einzubeziehen, sodass aus ihnen Eltern und Bezugspersonen werden können, die ihren Kinder einen starken Selbstwert(-schutz) mit auf den Weg geben können. Taios Geschichte zeigt hierbei deutlich, dass sich seine Selbstwert-Entwicklung parallel zu neuen, schützenden und korrigierenden Erfahrungen mit anderen vollzieht. Durch die Freundschaften zu anderen Tieren wird Taios Leben bunter, lebens- und selbstbejahender. Durch das Vertrauen in Menschen, die ihn schützen, pflegen und wertschätzend mit ihm umgehen, kann er sich in einem sicheren Netz gehalten fühlen. Dabei spielt es keine Rolle, ob es sich um leibliche Eltern handelt oder nicht. Wichtig ist die sichere Bindung.

2.3 Warum ist Selbstwert wichtig?

Der Selbstwert ist ein unverzichtbares Konstrukt, das für den einzelnen und auch für die Gesellschaft wichtig ist. Vor allem bei Kindern trägt das Umfeld, in dem sie aufwachsen, wesentlich zur Entwicklung des Selbstwerts bei. UNICEF (2023) setzt sich insbesondere für den Schutz von Kindern ein und beginnt seine Konventionen über die Rechte des Kindes mit den Worten Nelson Mandelas, dass es keine Entschuldigung dafür gibt, »den Kindern eine gute Kindheit vorzuenthalten, in der sie ihre Fähigkeiten voll entfalten können« (S. 3). Alle Artikel eint die Grundforderung, wertschätzend mit Kindern umzugehen, sodass sie dazu befähigt werden, ihren Selbstwert durch den wertschätzenden Umgang mit sich zu erfahren und davon abzuleiten.

Ein hohes Selbstwertgefühl hat zahlreiche positive Folgen. Hierzu zählen u. a.:

- bessere soziale Beziehungen,
- Erfolg in der Schule und im Beruf,
- bessere mentale und physische Gesundheit und weniger antisoziales Verhalten (Orth & Robinson, 2022).

Dabei kann sich ein hohes Selbstwertgefühl auch als Schutzfaktor für die Entwicklung von psychischen Störungen erweisen (Arslan, 2016). Ein gutes Selbstwertgefühl unterstützt den Stressabbau, auch wenn man mit belastenden Situationen konfrontiert ist (Leary, 1995). Es wird deutlich: Wirksame Interventionen zur Stärkung des Selbstwerts haben Potenzial für jede:n einzelne:n, aber beinhalten auch gesellschaftliche Vorteile.

Insbesondere die Förderung des Selbstwertgefühls in der frühen Kindheit kann Kinder dazu befähigen, dynamische Lebenserfahrungen bewältigen zu können (Arslan, 2019). Und diese Veränderungen liefern eine Reihe positiver Konsequenzen gleich mit. Insbesondere zeigt sich, dass Personen mit hohem Selbstwertgefühl bessere Copingstrategien und mehr Ressourcen aufweisen und diese einen Schutz gegenüber den negativen Konsequenzen von stressreichen (kritischen) Lebensereignissen haben. Bei Kindern zeigt sich das im Zusammenhang mit Mobbingerfahrungen und nachfolgenden depressiven Symptomen: Hierbei kann das Selbstwertgefühl einen wichtigen Mediator darstellen (Zhong et al., 2021), sodass es wichtiger wird, Interventionsprogramme auch auf den Selbstwert auszurichten.

Auch bei Jugendlichen (10 bis 12 Jahre) zeigt sich, dass ein geringer Selbstwert einen Risikofaktor für die Entwicklung einer Depression darstellt (Orth et al., 2014). Nicht überraschend ist somit die Tatsache, dass ein geringes Selbstwertgefühl mit affektiven Störungen wie Depression (Masselink, 2018), aber auch Angststörungen (Boden et al., 2008) assoziiert ist. Es zeigt sich auch, dass der Selbstwert einen prädispositionierenden Faktor für die Entwicklung von Körperbildstörungen darstellt (Schieber & Martin, 2016). Des Weiteren steht das Selbstwertgefühl in einem negativen Zusammenhang mit Viktimisierung durch Gleichaltrige (Tsaousis, 2016). Diese Zusammenhänge zeigen sich dabei nicht nur im realen zwischenmenschlichen Bereich, sondern auch im Zusammenhang von Selbstwertgefühl und Cybermobbing (Burns, 2017).

Zusammenfassend kann gesagt werden, dass der Selbstwert nicht erst im Erwachsenenalter zum zentralen Thema werden darf, sondern bereits in der Kindheit und Jugend entsprechende Beachtung finden sollte. Insbesondere Taios Geschichte zeigt auf, welches Entwicklungspotenzial in der Arbeit mit dem Selbstwert steckt. Sie zeigt auf, dass – trotz kritischer Lebensereignisse in Taios jungem Leben – Wachstum möglich ist. Der Glaube an Veränderung soll Kinder und Therapeut:innen einen, die zusammen einen wichtigen Weg in der Therapie gestalten.

2.4 Welchen Einfluss haben soziale Medien und Peers?

Der Zusammenhang zwischen der Nutzung sozialer Medien und dem Selbstwert kann noch nicht einheitlich als gut oder schlecht bewertet werden. Krause et al. (2019) berichten, dass es einen positiven Zusammenhang zwischen der Nutzung sozialer Medien gibt, wieder andere Studien berichten, dass es einen negativen oder gar keinen Zusammenhang gibt.

Positive Auswirkungen. Die Nutzung sozialer Medien durch Kinder und Jugendliche wird von visueller Kommunikation dominiert, einschließlich das Posten und Kommentieren von Fotos und Videos von sich selbst oder anderen (Nesi et al., 2018). Im Rahmen der Soziometer-Theorie deuten Ergebnisse darauf hin, dass Likes im Rahmen sozialer Medien eine wichtige Ressource zur Stärkung des Selbstwerts sein können, insbesondere wenn Personen ein positives Feedback von Freund:innen erhalten (Scissors et al., 2016). Das zeigt sich auch auf neurophysiologischer Ebene bei Jugendlichen und jungen Erwachsenen, indem Likes für das eigene hochgeladene Bild zu einer Aktivität im Belohnungszentrum im Gehirn führen (Sherman et al., 2018).

Negative Auswirkungen. Andere Studien deuten wiederum darauf hin, dass die Nutzung von sozialen Medien mit Symptomen von Depression, Angst, Einsamkeit und auch mit einem geringen Selbstwert in Verbindung stehen (Saiphoo et al., 2019), wobei der Zusammenhang bei Jugendlichen möglicherweise kausal ist (Twenge et al., 2018). Für Mädchen im Alter von 13 bis 15 Jahren stehen eine stärkere Nutzung von sozialen Medien mit mehr Selbstverletzung, Depressionen und einem geringeren Selbstwert in Verbindung (Barthope et al., 2020). Daher ist die Arbeit im Kindesalter wichtig, da hier für die besonders vulnerable Zeit der Pubertät Ressourcen angelegt werden können, die eine schützende Funktion einnehmen können.

Sozialer Vergleich. Möglicherweise nehmen der Selbstwert sowie die Tendenz zu sozialen Vergleichen Einfluss auf den Zusammenhang von sozialen Medien und sozialer Angst (Jiang & Ngien, 2020). Der soziale Vergleich ist ein Mechanismus, der in hohem Maße an der Entwicklung der Identität beteiligt ist, und zwar von Kindheit an. In der Kindheit können die Bewertungen stärker verzerrt werden, vor allem in positiver Hinsicht, und das bis zum Jugendalter, bis dass die stärkere Entwicklung der kognitiven Fähigkeiten realistischere Einschätzungen ermöglicht (Harter, 2015). Der soziale Vergleich steht daher in einer engen Verbindung zum Selbstwert, da Vergleiche positiv oder negativ ausfallen können. Ein geringer Selbstwert kann bei Jugendlichen im Rahmen sozialer Vergleichsprozesse einen Risikofaktor darstellen (Niu et al., 2018). Auch Taio vergleicht sich mit anderen Tieren. Dabei richtet er seine Aufmerksamkeit auf all das, was er nicht kann und ist. Und seine bunten Pfotenspuren interpretiert er als defizitär. Auf den Arbeitsblättern wird daher sowohl am Bias für Aufmerksamkeit, als auch am Interpretationsbias gearbeitet. Ebenso werden soziale Vergleiche thematisiert, auch wenn eine Aussage für Kinder bzgl. der Nutzung sozialer Medien und den hier stattfindenden Vergleichsprozessen aktuell noch nicht möglich ist.

Zwar hat die Nutzung sozialer Medien in den letzten Jahren rapide zugenommen und auch die Nutzung von Smartphones hat sich insbesondere durch die Pandemie im Alter vorverlagert: Die Mehrheit von Kindern im Alter von 9 bis 16 Jahren aus 19 europäischen Ländern gibt an, dass sie ihr Smartphone täglich oder fast ständig benutzen (Smahel et al., 2020). Allerdings verlangen soziale Medien teilweise ein Mindestalter von 13 Jahren, sodass – obwohl diese Grenze leicht umgangen werden kann – noch keine aussagekräftigen Studien vorliegen. Die meisten Studien untersuchen Kinder zwischen 10 bis 14 Jahren, bzw. der mittleren Adoleszenz (10 bis 14 Jahre) und dem jungen Erwachsenenalter (14 bis 21 Jahre) (Cataldo et al., 2021). Perspektivisch könnten soziale Medien eine zunehmend wichtigere Rolle im Kindesalter spielen. Zwar liegt der Schwerpunkt dieses Buches weniger auf der Arbeit mit sozialen Medien, aber im Rahmen der Prävention können Kinder mithilfe der Arbeitsblätter Ressourcen aufbauen, sodass sie mit einem gesunden Selbstwert auch diese für den Selbstwert vulnerable Entwicklungsphase, v.a. durch hinzukommende Risikofaktoren durch den Bereich sozialer Medien, meistern können.

2.5 Wie erfahren wir Selbstwert?

Die überwiegende Literatur zum Selbstwert richtet sich an Erwachsene, frühestens junges Erwachsenenalter. Für Kinder liegen noch keine evaluierten Manuale vor. Orientiert an Hanning und Chmielewski (2019) lassen sich jedoch wichtige Variablen identifizieren, die darauf hindeuten, dass die für das Erwachsenenalter relevanten Faktoren für einen gesunden Selbstwert bereits in der Kindheit eine wichtige Rolle für die Entwicklung eines stabilen Selbstwertes spielen.

Wichtig

Hanning und Chmielewski (2019) orientieren sich stark an der Selbstbestimmungstheorie von Deci und Ryan (1993). Diese besagt, dass sich der Selbstwert als Ergebnis von Erfahrungen mit der Befriedigung oder Versagung psychischer Grundbedürfnisse verstehen lässt:

- Wenn also meine Grundbedürfnisse von anderen Menschen gestillt werden oder ich in der Lage bin, meine Grundbedürfnisse selbst zu stillen, steigt der Selbstwert.
- Wenn weder andere meine Grundbedürfnisse stillen, noch ich selbst in der Lage bin, diese zu befriedigen, sinkt der Selbstwert.

Hanning und Chmielewski (2019) gehen von drei Grundbedürfnissen in Bezug auf den Selbstwert aus: (1) Bindung, (2) Kompetenz und (3) Selbstbestimmung. Menschen lernen, wenn diese Grundbedürfnisse erfüllt werden, dass sie …

(1) liebenswert sind (Bindung),
(2) viele Dinge gut können (Kompetenz) und
(3) eigene Entscheidungen auf Grundlage ihres eigenen verlässlichen Urteils treffen können (Selbstbestimmung).

Kinder lernen in der Beziehung zu ihren primären Bindungspersonen und deren Reaktionen auf ihre Grundbedürfnisse verschiedene Dinge: Zum einen erfahren sie über sich selbst, wie wichtig sie und ihre Gefühle / Bedürfnisse sind und auch ob sie in der Lage sind, diese selbst zu befriedigen. Hanning und Chmielewski (2019) sprechen in diesem Zuge von »Selbstwertnarben«: Sie beschreiben Erschütterungen des Selbstwerts, die den Selbstwert verwunden können. Das geschieht dann, wenn wir in unseren Grundbedürfnissen frustriert werden oder selbst nicht in der Lage sind, diese zu erfüllen. Wir schämen uns und können keinen Stolz mehr über uns selbst empfinden.

Diese Grundbedürfnisse wurden als Elemente im Kindererklärteil und der Geschichte mit aufgegriffen, werden mithilfe der Arbeitsblätter vertieft und können zu wichtigen Ressourcen ausgebaut werden. Darüber hinaus orientieren sich die Arbeitsblätter auch an den von Potreck-Rose und Jacob (2007) postulierten vier Säulen des Selbstwerts, die zu einem gesunden Selbstwert beitragen können:

(1) Selbstakzeptanz (Achtung und Wertschätzung unabhängig von Fähigkeiten und Leistungen),
(2) Selbstvertrauen (Einschätzung eigener Fähigkeiten, dass man etwas schaffen kann und eigene Grenzen erkennt),
(3) Soziale Kompetenz (Umgang mit anderen Menschen und Regulation von Nähe und Distanz),
(4) Soziales Netz (Eingebunden-Sein in sozialen Beziehungen).

2.6 Scham und Selbstwert

In der Kindergeschichte und im Kindererklärteil werden häufig die Scham und der Stolz thematisiert, obwohl das Buch eine Spurensuche für den Selbstwert ist. Dabei kommt man an Stolz und Scham nicht zwangsläufig vorbei, gerade weil sie nahe beieinander liegen. Insbesondere die Bereiche, in denen wir Stolz fühlen, sind meist auch die Bereiche, in denen wir das gleiche Maß an Scham erfahren können. Schon mit dem ersten Atemzug sind Kinder für viele Eltern wortwörtlich ihr »ganzer Stolz«. Im Laufe der Entwicklung lernen Kinder aber auch als eines der ersten Gefühle Angst und Scham kennen. Schamgefühle sind unangenehm. Gleichzeitig sind sie auch wertvolle Sensoren.

Wichtig

Schamgefühle sind wichtige Hinweise und keineswegs per se schlechte Gefühle. Sie erfüllen, ganz im Gegenteil, eine wichtige Schutzfunktion: Wenn unser eigener Wert in Gefahr zu sein scheint, melden sich die Schamgefühle.

Im Gegensatz zum Schamgefühl ist das Gefühl beschämt zu werden die negative Instrumentalisierung dessen. Beim Schamgefühl erfahren wir, dass (Selbstwert-)Grenzen überschritten werden können. Das wahrgenommene Gefühl fordert dazu auf, unsere Grenzen zu schützen. Im Beschämt-Werden erfahren wir, dass die (Selbstwert-)Grenzen bereits überschritten wurden, indem Bedürfnisse nicht geachtet oder diese als unangemessen bewertet wurden. Es ist wichtig, zwischen Scham und Beschämt-Werden zu differenzieren: Zum einen, um sich nicht als Ursache für die Beschämung zu erleben und sich dafür abzuwerten, zum anderen, um sich dafür einzusetzen, verletzte Grenzen wiederherzustellen. Passiert die Differenzierung nicht, schränkt sich der Aktionsradius ein, denn wir wollen nicht noch einmal beschämt werden– insbesondere nicht in den Bereichen, die eine ganz starke Selbstwertquelle für uns darstellen oder die mit unseren intimen Bedürfnissen verbunden sind. Durch den Rückzug bestehen zwar weniger Möglichkeiten, beschämt zu werden, doch zieht man sich nicht zurück, wirkt sich das negativ auf den Selbstwert aus: Er wird kleiner und kleiner. Gleichzeitig werden keine positiven, selbstwertdienlichen Erfahrungen gemacht, die es uns den Mut zur Entfaltung geben. Außerdem ermöglichen sie uns Berührungspunkte mit wahren Gefühlen und Bedürfnissen, in denen wir uns selbst begegnen und als wertvoll wahrnehmen können, wenn wir uns wagen, uns selbst wahrzunehmen.

Wichtig

Werden Kinder in ihren Gefühlen, ihren Bedürfnissen, ihren Schwächen, aber auch insbesondere in ihren Stärken nicht wahrgenommen oder werden diese nicht beachtet, kann aus dieser Nichtachtung eine Missachtung des eigenen Selbst werden und aus mangelnder Achtung von anderen keine Selbstachtung entstehen.

Aus meiner therapeutischen Haltung heraus möchte ich Sie darin stärken, die Ihnen anvertrauten Kinder in einen Tanz, einen Dialog, in ein (non-)verbales Miteinander einzuladen, in dem Kinder keine Zweifel mehr an ihre existenzielle Daseinsberechtigung verschwenden müssen, sondern ihren eigenen Wert uneingeschränkt erfahren dürfen. So wird aus einem »Ich nehme dich wahr« ein »Ich nehme mich wahr« und aus einem »Du bist es mir wert« ein »Ich bin es mir wert«.

2.7 Selbstwert-Entwicklung: Von der äußeren zur inneren Haltung

Insbesondere Kinder sind auf die sie umgebende Umwelt angewiesen. Sie müssen versorgt werden, um zu Erwachsenen heranreifen zu können, die sich selbst gut versorgen können. Dabei müssen sie nicht nur mit Essen, Trinken und Wärme genährt werden, auch ihr Selbstwert braucht Nährstoffe. Der Selbstwert muss sich an einem reich gedeckten Tisch an Entfaltungs- und Erfahrungsmöglichkeiten bedienen dürfen, ohne das Gefühl zu haben, dass man sich für diese Bedürfnisse schämen muss. Und das gelingt den jüngsten Menschen am besten in guter Gesellschaft. Denn wie beim Essenlernen auch, braucht der eigene Selbstwert ein spiegelndes Gegenüber – sozusagen »Löffel für Löffel«. So entsteht aus dem Wert, den andere liebevolle und zugewandte Menschen dem Kind »reichen«, der eigene Wert durch Spiegelung und Abpausen.

Manchmal können dabei schon kleine Interaktionen und stille, korrigierende Erfahrungen helfen, den eigenen Selbstwert zu verbessern oder zu stabilisieren. Doch insbesondere die Jüngsten brauchen Hilfe, wenn sie Abwertung erfahren, um sich wieder aufrichten zu können. Denn wer Kränkung erfährt, braucht Würdigung. Gerade jüngere Kinder dürfen lernen, sich an jemand anderem wieder aufzurichten. Denn ein aufrichtiges Gegenüber, das durch seine Aufrichtigkeit würdigt, was gewesen ist, kann damit den Weg für das ebnen, was noch kommt. Kinder dürfen sich selbst wieder bewusst wahrnehmen – ohne Angst vor dem Beschämt-Werden zu haben. Das gelingt, indem wir sie wahrnehmen, sodass aus einem »Ich nehme dich wahr, ich nehme dich ernst« eines Erwachsenen, ein »Ich nehme mich wahr, ich nehme mich ernst« für das Kind entsteht. So lernen Kinder, die zum eigenen Selbst gehörenden Gefühle als eigene zu erleben und können sich so gegenüber fremden Personen zugehörigen Gefühlen besser behaupten, die Grenzen ihres Selbstwerts verletzen.

Taio kann als kleine Großkatze hierbei helfen. Daher lädt das Buch Kinder dazu ein, …

- eigene Selbstwertquellen zu entdecken, aufzubauen und davon zu profitieren.
- dysfunktionale Annahmen in Bezug auf den eigenen Wert infrage zu stellen und sie durch neue, selbstwertdienliche Annahmen zu ersetzen.
- neue, korrigierende Erfahrungen in Bezug auf den eigenen Wert zu machen, die den Zugang zu weiteren Ressourcen und Zielen ermöglichen.

3 Die therapeutische Einzelarbeit mit dem Kind

Im Folgenden finden Sie die 30 Arbeitsblätter für die Kinder. Sie erfahren, wie Sie diese in der Praxis einsetzen können und welche Impulsfragen helfen können, mit dem Kind und den Arbeitsblättern gemeinsam dem eigenen Selbstwert auf die Spur zu kommen.

3.1 Stärken und Gefühlen auf den Grund gehen

Manchmal liegt die Aufmerksamkeit auf den Dingen, die nicht besonders gut gelingen. Denkfehler passieren schnell: »Weil mir das nicht gelungen ist, ist das der Beweis, dass ich zu gar nichts zu gebrauchen bin« oder »Weil ich die Dinge nicht so gut schaffe wie andere, bin ich wohl gar nichts wert«. Taio kreist mit seiner Aufmerksamkeit zunächst auch nur um die Dinge, die ihn unglücklich machen. Zu Beginn der Geschichte lernt das Kind den kleinen Tiger mit den bunten Pfoten kennen. Diese Besonderheit führt bei Taio aber auch dazu, dass er im Zentrum der Aufmerksamkeit steht. Es wird über ihn berichtet und jeder will ein Foto machen. Wenn man das aber gar nicht möchte, kann das einen ganz schön unter Druck setzen und belastend sein. Kennt das Kind solche Gefühle auch?

Was passiert im Körper und was denkt man, wenn man das Gefühl hat, von anderen bewertet zu werden? Es ist wichtig, das Kind in seinen Gefühlen ernst zu nehmen. Nur, weil andere Menschen Dinge an einem ganz besonders finden, bedeutet das nicht, dass sie auch für das Kind ganz besonders gut sind und dass es im Rampenlicht damit stehen möchte. Ganz im Gegenteil können hier die Bewertungen über die besonderen Fähigkeiten, Begabungen oder Eigenschaften weit auseinander liegen. Daher ist es in **AB 1** »Mein Stärken-Artikel« wichtig, dass die eigenen Stärken für den Artikel vom Kind selbst benannt und als solche eingeschätzt werden.

AB 1 »Mein Stärken-Artikel«	
Material	Arbeitsblatt, Buntstifte
Dauer	Ca. 20 Minuten
Anleitung	In diesem Arbeitsblatt können Sie gemeinsam mit dem Kind erarbeiten, was es alles Starkes, Interessantes und Wissenswertes über sich selbst zu erfahren gibt. Das Kind schreibt / malt einen Zeitungsartikel über sich selbst. Im Artikel hat es Platz, um seine starken Seiten auszudrücken. Fragen Sie nach den Stärken, die das Kind *an sich selbst* als Stärken erfährt. Das können mitunter ganz andere Dinge sein, als andere Menschen über das Kind berichten.
Impulsfragen	▶ Was passiert bei Taio im Kopf? Um was kreisen seine Gedanken wie bei einem Tiger auf der Jagd? ▶ Was gibt es Tolles über dich zu berichten? Was sollten andere Menschen von dir wissen: Was kannst du gut? Was machst du gerne? Welche Fähigkeit hast du, die andere ganz neugierig auf dich macht?

Scham ist als Gefühl schwer zu beschreiben. Manchmal finden Kinder dafür ihre ganz eigenen Beschreibungen, Bilder oder Vergleiche. Fühlt man Scham, neigt man schnell dazu, Situationen, in denen sie auftrat, zu vermeiden. Das kann sogar zur vollständigen sozialen Isolation führen. Weil im Moment der Vermeidung die Gefühle von Scham abnehmen, wird das Verhalten erst einmal als hilfreich erlebt. Langfristig stellt Vermeidung aber einen aufrechterhaltenden Faktor dar, weil keine korrigierenden Erfahrungen gemacht werden können. Daher ist es wichtig, schon früh zu intervenieren und mit dem Kind Techniken zur Emotionsregulation zu lernen, damit Kinder nicht auf die kurzfristig als hilfreich erlebte Strategie der Vermeidung und des Rückzugs zurückgreifen, sondern langfristig funktionale Strategien einsetzen. Um mit dem Kind über Schamgefühle ins Gespräch zu kommen, eignet sich **AB 2** »Mit der Scham zusammen in der Höhle«. Denn diese können dem Ziel zu einem gesunden Selbstwert wie große Stolpersteine im Weg liegen.

AB 2 »Mit der Scham zusammen in der Höhle«	
Material	Arbeitsblatt, Buntstifte Optional: Kiesel oder andere Steine, um die Scham nicht nur auf dem Papier zu haben, sondern auch haptisch erfahrbar zu machen.
Dauer	Ca. 25 Minuten
Anleitung	Gefühle wie Scham liegen einem häufig wie Stolpersteine im Weg. Mit diesem Arbeitsblatt werden diese visualisiert und Lösungen erarbeitet. Hier kann der Perspektivwechsel und das Einfühlungsvermögen des Kindes in Tiger Taio dabei helfen, festzustellen, dass es einen Weg aus der Scham gibt. Alternative Anwendung: Basteln Sie gemeinsam mit dem Kind eine Höhle, z. B. aus Pappmaché und nutzen Sie Figuren / Puppen oder bauen Sie gemeinsam mit dem Kind eine Höhle, z. B. aus Decken und setzen Sie sich zusammen hinein. So ist das Gefühl häufig noch besser nachvollziehbar und Strategien, um aus der Höhle wieder hinauszukommen, können gemeinsam ausprobiert werden.
Impulsfragen	Gemeinsam kann das Bild mit der Höhle in der Geschichte (S. 11) angesehen und davon ausgehend gefragt werden, was das Kind glaubt, wie Taio sich in diesem Moment fühlt. Diese Antworten auf folgende Fragen können gut als Brücke genutzt werden: ▶ Kennst du das auch, dich nicht mehr aus der Höhle heraus zu wagen? Wie fühlt sich Taio? ▶ Wie würdest du Taio helfen? Was glaubst du, kann hilfreich sein? Könnte das auch für dich eine Lösung sein? Werden Kieselsteine oder eine Höhle aus Decken genutzt, kann mit der haptischen Erfahrung experimentiert werden: Wie fühlt sich die Scham in der Hand an? Wie fühlt sich die Höhle an?

Vergleiche mit anderen können den Selbstwert negativ beeinflussen. Auch Taio macht zu Beginn der Geschichte unfaire Vergleiche, und fühlt sich deswegen mies. Diese miese Stimmung kann dem Kind helfen, darüber nachzudenken, welche Gedanken diesen miesen Gefühlen vorausgehen könnten. Nutzen Sie **AB 3** »Gefühlswunder«, um mit dem Kind vertrauensvoll über negative Gefühle wie Enttäuschung, Frust und Minderwertigkeitsgefühle zu sprechen. Kinder können mithilfe des Arbeitsblattes lernen, sich als selbstwirksam zu erleben, indem gute Gedanken auch zu guten Gefühlen führen. Zu erleben, dass man mit seinen Gedanken seine Gefühle beeinflussen kann, kann das Kind langfristig dazu befähigen, sich selbst zu regulieren.

AB 3 »Gefühlswunder«	
Material	Arbeitsblatt, Buntstifte, optional: eine Feder, die Sie dem Kind als Erinnerungshilfe für zu Hause mitgeben können.
Dauer	Ca. 30 Minuten
Anleitung	Ziel ist es, unfaire Vergleiche aufzudecken. Entgegen negativer Gefühle beim unfairen Vergleich kann mit dem Arbeitsblatt die Erfahrung gemacht werden, dass der Körper, leistungsstark wie er von Natur aus ist, durch entsprechende Gedanken auch gute Gefühle auslösen kann. Beim Ausfüllen kann das Kind auch mit Gefühlen von Frustration oder Enttäuschung konfrontiert sein und es ist wichtig, das Kind auch darin wahrzunehmen. Ein Perspektivwechsel und ein Verweis auf S. 13 der Geschichte kann hilfreich sein: »Taio ist auch frustriert und enttäuscht in der Geschichte. Wie würdest du ihm helfen, damit es ihm wieder besser geht?«
Impulsfragen	▶ Ist es fair, dass Taio sich mit anderen Tieren vergleicht? ▶ Ist es fair, dass du dich mit anderen Kindern vergleichst?

Zu Beginn können beim Kind Erinnerungen und Gefühle an ähnliche Situationen auftauchen: Wo war es von sich enttäuscht? Worüber ist es frustriert, wenn es merkt, dass andere Kinder etwas besser können als es selbst? Es ist wichtig, dass diese Gefühle nicht unter den Teppich gekehrt werden. Nehmen Sie sich ausreichend Zeit, nehmen die Gefühle wahr und erkennen Sie diese an, so kann Entspannung in den häufig regelrecht hochangespannten Körper kommen. Wenn die Gefühle ausreichend gewürdigt wurden und ihnen genügend Platz eingeräumt wurde, ist der richtige Moment, um den Kopf und die Gedankenebene mit ins Boot zu holen. Das Arbeitsblatt ermöglicht es auch, die Wahrnehmung zum Thema Fairness zu verändern. Stellen Sie z. B. die Frage, ob es für Taio fair ist, wenn er sich mit einem Pfau vergleicht, wenn es um die Fähigkeit des Radschlagens geht. Nutzen Sie den Umstand, dass Taio unfaire Maßstäbe bei sich selbst ansetzt, um so einen Transfer zum Kind herzustellen, seine eigenen Maßstäbe zu überprüfen.

3.2 Mit kindgerechten Metaphern arbeiten

Selbstwert ist kein leicht zu begreifendes Konstrukt für Kinder, daher ist es wichtig, mit kindgerechten Metaphern zu arbeiten, die ein Gespräch und neue Erfahrungen ermöglichen. Im Buch werden z. B. Wassertropfen im Fell zur Visualisierung von Selbstzweifeln genutzt, die es abzuschütteln gilt, oder ein bunter Obstsalat so bunt illustriert, dass man sich als buntes Gesamtpaket anzunehmen lernt.

Taio fühlt sich zu Beginn der Geschichte mies wie ein nasser Kater. Kinder können hier mithelfen, das Problem zu lösen: Was kann Taio tun, wenn es niemanden gibt, der ihm sein Fell wieder trocken rubbelt? Therapie darf auch Spaß machen, wie bei der

Übung, in der man einfach mal die Selbstzweifel abschüttelt wie ein nasser Tiger die Regen- und Selbstwerttropfen. Embodiment-Techniken, in denen Körper und Geist sich gegenseitig beeinflussen, können hier prima Anwendung finden und Zweifel in der Tat »abgeschüttelt werden«.

Mit **AB 4** »Zweifel abschütteln« können Sie mit dem Kind nicht nur kognitiv an Selbstzweifeln arbeiten, sondern den Körper als Co-Therapeut mit in die Arbeit einbeziehen. Denn ihm wohnen die Selbstzweifel inne und er kann deswegen tatkräftig dabei helfen, die Selbstzweifel wieder abzuschütteln. Seele und Körper arbeiten zusammen als Team!

AB 4 »Zweifel abschütteln«	
Material	Arbeitsblatt, Buntstifte; optional: Um eine vertrauensvolle Atmosphäre für diese möglicherweise schambesetzte Übung zu schaffen, bietet es sich an, bei dieser Übung die Schuhe auszuziehen.
Dauer	Ca. 25 Minuten
Anleitung	Kinder können auf diesem Arbeitsblatt lernen, ihre Selbstwertzweifel abzuschütteln. Das geht am besten, wenn man das direkt in die Praxis umsetzt und sich schüttelt. Dabei ist es hilfreich, wenn das Kind die Übung gemeinsam mit dem Therapeut bzw. der Therapeutin macht, um sich nicht beschämt zu fühlen. Machen Sie es dem Kind vor oder probieren Sie es direkt zusammen aus.
Impulsfragen	▶ Hast du schon mal gesehen, was passiert, wenn Tiere nass werden? Was passiert dann? ▶ Kannst du dich auch so schütteln wie eine nasse Katze, ein begossener Pudel oder wie ein nasser Tiger?

Manche Teile an uns mögen wir sehr gerne, andere wiederum »schmecken« uns nicht so gut. Im Kindererklärteil wird das Kind darauf aufmerksam gemacht, dass es voreilig sein kann, in gute und schlechte Teile zu unterscheiden und dass stattdessen das Gesamtpaket wichtig ist. Es wird mit der Metapher vom Obstsalat gearbeitet, um die verschiedenen süßen und sauren Anteile zu visualisieren und erfahrbar zu machen. Kinder dürfen ihre Lieblingsfrucht und somit Präferenzen haben, aber sie sollen spielerisch erfahren, dass eine einzelne Obstsorte nicht den ganzen Salat verdirbt, sondern ihn spannender macht. Nutzen Sie **AB 5** »Kunterbunter Obstsalat«, um mit voreiligem Schlussfolgern Schluss zu machen. Denn dieser kognitive Fehler ist wie eine lästige Fruchtfliege über dem Salat, der ihn ungenießbar macht. Hierbei ist es wichtig, einen Transfer herzustellen, indem das Kind lernt, sich ganzheitlich wahrzunehmen und sich nicht nur auf die Seiten zu konzentrieren, die es nicht so gerne an sich selbst mag. Es ist hilfreich, wenn Kinder diesen Transfer, angeleitet durch den Therapeuten bzw. die Therapeutin, selbst herstellen können.

AB 5 »Kunterbunter Obstsalat«	
Material	Arbeitsblatt, Buntstifte; optional: Glas mit Murmeln oder Bällen, Kaleidoskop
Dauer	Ca. 25 Minuten
Anleitung	In dem Arbeitsblatt hat das Kind die Möglichkeit, sich seiner verschiedenen Anteile bewusst zu werden und diese als buntes Gesamtpaket anzunehmen. Für das Kind kann es hilfreich sein, die Übung auch mit realen Gegenständen durchzuführen, daher kann zur Unterstützung auch ein Glas mit Murmeln, Bällen o.Ä. hilfreich sein. Murmeln können deswegen so faszinierend sein, weil sie verschiedene Farben haben. Ebenfalls kann ein Kaleidoskop deutlich machen, wie unterschiedliche Farben zusammen wirken und ein tolles Gesamtbild ergeben können, das wäre nur mit einer einzigen Farbe (z. B. einer Facette von sich) langweilig.
Impulsfragen	▶ Wenn dir eine Obstsorte nicht schmeckt, ist dann gleich der ganze Obstsalat schlecht? Gilt das auch für Eigenschaften und Fähigkeiten, die du an dir nicht so magst? ▶ Wäre ein Obstsalat ein Obstsalat, wenn er nur aus deiner Lieblingsfrucht bestehen würde? Was wäre, wenn du den ganzen Tag nur sauer oder nur lustig wärst? ▶ Gibt es Menschen, die gerade deine bitteren, süßen, sauren Seiten mögen, die dir an dir selbst vielleicht nicht so gut schmecken?

3.3 Bei sich bleiben

Auch Kinder können schon früh mit Anforderungen konfrontiert werden, einem bestimmten Ideal zu entsprechen. Zum Beispiel können Eltern überhöhte Wünsche haben, die nicht offen formuliert werden müssen, dem Kind aber implizit das Gefühl vermitteln, an bestimmten Idealen gemessen zu werden. Kinder können Schwierigkeiten haben, sich selbst zu akzeptieren, wenn sie den Wunsch haben, anders oder wie ein idealisiertes Vorbild zu sein. Nutzen Sie **AB 6** »Pfützen-Grütze«, um mit dem Kind an unrealistischen und realistischen Vorstellungen seines Selbst zu arbeiten. Sind das alles eigene Selbstwertfallen, in die man tappt, wie in Pfützen nicht einschätzbarer Tiefe? Oder handelt es sich um Wünsche von außen, die ihre Tücken auf dem Weg zu einem gesunden Selbstwert haben? Kinder können noch nicht zwischen Wunsch-, Soll- und Bin-Ich differenzieren. Das Arbeitsblatt kann helfen, diese verschiedenen Perspektiven bewusster wahrzunehmen.

AB 6 »Pfützen-Grütze«	
Material	Arbeitsblatt, Buntstifte; optional: Diese Übung kann auch mit mehreren Spiegeln durchgeführt werden oder auch anhand verschiedener Fotos, die das Soll-, Wunsch- und Bin-Ich repräsentieren.
Dauer	variabel je nach Tempo des Kindes, ca. 25 Min.
Anleitung	Das Kind kann sich mithilfe des Arbeitsblattes in drei verschiedenen Pfützen und somit aus drei verschiedenen Perspektiven betrachten. Als Hilfestellung kann es sich in Taio hineinversetzen. Was fühlt und denkt er, wenn er sich in den Pfützen anschaut (S. 13)? Im Anschluss kann das Kind gefragt werden, was es denkt und fühlt, wenn es sich im Spiegel als reflektierendes Äquivalent zur Pfütze anschaut. Mithilfe der verschiedenen Pfützen können Anforderungen, Wünsche und der Hier-und-Jetzt-Zustand kindgerecht visualisiert werden. Passen Sie die Übung an das Tempo des Kindes an (z. B. pro Sitzung eine Pfütze). Ziel ist es, dass das Kind versteht, dass Gefühle von Unzulänglichkeit meistens durch Wünsche und Anforderungen entstehen: So wie bei Taio, der auch ein liebenswerter Tiger ist, auch wenn er nicht alle Anforderungen von außen erfüllen kann (und das für seinen Wert nicht muss).
Impulsfragen	Wenn in der Therapie Gefühle wie Frust und Abneigung auftauchen, können Sie intervenieren: Moment mal, welche Anforderungen werden da an Taio gestellt? Warum wünscht sich Taio, dass er anders ist? Was gibt es Wertvolles an Taio? Was bedeutet das jetzt für dich und deinen Frust?

Kinder sollen aus der Therapie etwas in ihren Alltag mitnehmen. Umso besser, wenn sie ihren Selbstwert durch Gedanken, Gefühle und Verhalten in der Hand haben. Sie können zu Beginn fragen, was Taio gemacht hat, als ihm der Tierpfleger mit erhobenem Zeigefinger begegnet ist und ob es selbst schon mal eine (selbstwert-) bedrohliche Erfahrung gemacht hat. Taio hat ausgehend von dieser Situation das Problem in die eigene Hand genommen und im Kontakt mit anderen Lösungen gefunden. Zeigen Sie im wahrsten Sinne mit den Händen auf, dass es sich auf seinem Weg Hilfe holen kann: über direkte Erfahrungen, aber auch über gute Erinnerungen, die man an den Fingern speichern kann. Als spielerische und kinderleichte Übung können die mutmachenden und stärkenden Erfahrungen als Ressourcen auf der Hand verortet werden: Wo hat sich das Kind mutig gefühlt? Wann hat es sich getröstet gefühlt? Diese Gefühle können dann in Körperspeicher bewusst abgespeichert werden und unsere Finger können dann zu guten Co-Therapeut:innen im Alltag werden. Nutzen Sie **AB 7** »Selbstwert handgemacht«, um dem Kind ein eigenes Tool an selbstwertdienlichen Alltagshilfen im wahrsten Sinne mit »an die Hand« zu geben.

AB 7 »Selbstwert handgemacht«	
Material	Arbeitsblatt, Buntstifte
Dauer	Ca. 30 Minuten
Anleitung	Mithilfe dieses Arbeitsblattes bekommt das Kind eine wichtige Ressource für den Alltag »an die Hand«, indem gute Erinnerungen und Erfahrungen auf bestimmten Fingern gespeichert werden. Beim Ausfüllen hilft dem Kind, wenn man den Körper direkt in die Arbeit mit einbezieht. Wie kann der Körper bestimmte Aussagen verstärken? Wo kommt er durch Gesten auch ganz ohne Worte aus? Sie können hierbei das Kind fragen, wie es die Situation mit dem Pfleger erlebt hat (S. 14). Sie können fragen, was das Kind glaubt, wie Taio sich gefühlt hat und dann einen Transfer schaffen, indem sie das Kind nach ähnlichen Erfahrungen fragen. Nutzen Sie dann die Körpersprache, indem Sie Ihre Finger nacheinander in die Luft halten und fragen, was diese Geste bedeutet.
Impulsfragen	▶ Was bedeutet der hochgestreckte Zeigefinger / der Daumen nach unten / oben? … ▶ Was braucht man als Kind, um tigerstarke Gefühle zu haben, damit man vor Problemen nicht wegläuft? ▶ Haben Taios Erfahrungen mit anderen ihm vielleicht geholfen? ▶ Welche Erfahrungen können dich mutig machen?

Tiger Taio ist fast ein bisschen gerührt, als Loah zu ihm sagt, dass er ein wahrer Freund ist (S. 17). Manchmal ist es schwer, mit sich selbst freundlich umzugehen. Das gelingt Kindern meistens nicht so gut, wenn sie entwertende Erfahrungen gemacht haben. Kinder schauen sich das Verhalten ihrer Vorbilder ab: Wenn sie das Kind abwertend behandeln, lernt das Kind, weniger wert zu sein, und behandelt sich in der Folge selbst so, wie man mit ihm umgeht. Dabei können Menschen sich mit kleinen selbstwertdienlichen Gesten selbst signalisieren, dass sie sich und ihren Körper wertschätzen. Meistens kennen Kinder diese Gesten – und in Bezug auf andere können sie diese zum Ausdruck bringen. Als Therapeut:in können Sie auf das Wissen zurückgreifen und dem Kind daran verdeutlichen, dass es alles hat, um sich selbst eine gute Freundin oder ein guter Freund zu sein.

Nutzen Sie **AB 8** »Sich selbst ein guter Freund sein«, um dem Kind zu verdeutlichen, dass nicht nur die Freundschaft zu anderen ein wahrlicher Selbstwert-Booster ist, sondern auch die Freundschaft zu sich selbst eine gute Grundlage für gute Gefühle sein kann, die einen zu sehr viel mehr befähigen kann, als sich kleine Tiger jemals hätten träumen lassen können. Nutzen Sie hierzu die Begegnung zwischen Loah und Taio in der Geschichte (ab S. 15) und machen Sie damit das Kind neugierig auf weitreichende Veränderungen, wenn es sich selbst als Freund:in betrachtet und behandelt.

AB 8 »Sich selbst ein guter Freund sein«	
Material	Arbeitsblatt, Buntstifte
Dauer	Ca. 25 Minuten
Anleitung	Mit diesem Arbeitsblatt kann das Kind erfahren, wie es ist, sich selbst ein:e gute:r Freund:in zu sein. Beim Ausfüllen kann es dem Kind helfen, sich eigene Freund:innen vorzustellen und zu überlegen, was sie an ihnen besonders mögen und schätzen. Es kann helfen, Freundebücher oder nette Chatnachrichten zur Unterstützung heranzuziehen.
Impulsfragen	In Anlehnung an die Geschichte können folgende Fragen hilfreich sein: ▶ Wie hat sich Taio gefühlt, als Loah sagt, dass er ein wahrer Freund ist? ▶ Was könnte sich für Taio verändern, wenn er sich selbst als guten Freund annimmt?

Es ist wichtig, dass das Kind Zeit bekommt, denn mit sich selbst »gut Freund« sein, geht nicht einfach so. Es ist wichtig, zu verdeutlichen, dass die guten Anlagen schon alle im Kind sind, dass aber die Freundschaft zu sich selbst etwas Übung braucht – vor allem dann, wenn es schon einige unfreundliche Erfahrungen gab.

3.4 Hilfsmittel für den Selbstwert nutzen

Es gibt verschiedene Hilfsmittel, die genutzt werden können, um am Selbstwert zu arbeiten. So können Sterne als verbildlichte Ziele gebastelt werden oder Pusteblumen dafür genutzt werden, Sorgen und Ängste wegzupusten.

Loah, das Chamäleon, hätte es sich wohl nicht zu träumen gewagt, dass sein Leben auf einmal so bunt und fröhlich aussieht. Das Kind kann an dieser Stelle in der Geschichte (S. 17) gefragt werden: Was glaubst du, wie hat sich Loah gefühlt, als Taio so viel Farbe zu ihm bringt? Wichtig ist, dass das Kind nach seinen eigenen (Veränderungs-)Wünschen gefragt wird. Loah wollte mehr Farbe in seinem Zuhause – was will das Kind in Zukunft? Der Stern aus dem Kindererklärteil, der für das gesetzte Ziel steht, kann in der Therapie immer wieder eingesetzt werden, um zu überprüfen, wie nahe das Kind seinem Ziel schon gekommen ist. Kinder brauchen kleine und große Ziele, diese zu visualisieren kann helfen, zu verstehen, was die heutige Therapiesitzung mit dem großen Ziel eines stabilen Selbstwertgefühls nach 12, 24 oder mehr Sitzungen zu tun hat. Für das Kind ist es hilfreich, wenn Veränderungswünsche nicht nur von außen an das Kind herangetragen werden, sondern das Kind versteht, warum sich z. B. der Besuch bei seiner Therapeutin bzw. seinem Therapeuten lohnt. Dabei sollten Sie das Kind aktiv mit einbeziehen, damit die Ziele nicht zu weit entfernt wie Sterne am Himmel erscheinen. Nutzen Sie **AB 9** »Selbstwert-Sterne bereisen«, um die sinnvolle Arbeit mit dem Selbstwert in der Therapie erfahrbar zu machen.

AB 9 »Selbstwert-Sterne bereisen«	
Material	Arbeitsblatt, Buntstifte, Schere
Dauer	Ca. 20 Minuten
Anleitung	Auf diesem Arbeitsblatt kann das Kind eine Pusteblume basteln und auf die Schirmchen einzelne Sorgen schreiben oder malen. Beachten Sie, dass das Kind beim Ausfüllen der Schirmchen mit seinem Kummer und seinen Sorgen konfrontiert wird. Das kann negative Gefühle hervorrufen. Das Kind kann aber die Erfahrung machen, dass Sorgen zwar im Inneren schwer sind, wenn man sie aber mitteilt und nach Außen trägt, wieder Raum für Leichtigkeit entsteht. Negative Gefühle können in positive umgewandelt werden und so kann aus etwas Schwerem etwas Leichtes entstehen. Optional: Die Sorgen können auf die Schirmchen geschrieben und ausgeschnitten werden, um so als Übung von der Hand gepustet zu werden, um die Wirkung zu verstärken.
Impulsfragen	▶ Was hast du für Ziele und Wünsche? Welche hast du davon schon erreicht? ▶ Was kann ich als dein:e Therapeut:in über dich und deinen Stern lernen? ▶ Wen treffe ich alles auf deinem Selbstwert-Stern? ▶ Was hast du alles gelernt und was kannst du alles, wenn ich dich als Therapeut:in auf dem Selbstwert-Stern besuche?

Sorgen begegnen jedem von uns. Kinder machen häufig schon früh ihre Erfahrungen damit. Doch wie können sie diese wieder loswerden? Es kann hilfreich sein, das Kind noch einmal auf bestimmte Sorgen von Taio aufmerksam zu machen, um aufzuzeigen, dass Zweifel und Sorgen auch bei den stärksten Raubkatzen der Welt vorkommen können (z. B. visualisiert auf S. 25).

Wenn sich das Kind nicht wohl damit fühlt, an den Sorgen und Ängsten zu arbeiten, ist es wichtig, dass auch für diese Gefühle genug Raum ist und die Übung nicht sofort eingeleitet wird. Sonst kann es vorkommen, dass das Kind den Eindruck bekommt, dass es die Zweifel weiterhin lieber für sich behalten sollte, um andere nicht zu belasten oder die Bearbeitung wiederum keine guten Gefühle zur Folge haben. Wenn Sie den Eindruck haben, dass das Kind ausreichend Raum hatte über belastende Zweifel und Sorgen zu sprechen und diese handhaben kann, z. B. indem es diese zu Papier gebracht hat, können Sie die Übung beispielsweise mit den aufgeführten Impulsfragen einleiten. Danach können Sie das Kind einladen, es mit den Sorgen genauso handzuhaben wie mit Löwenzahn. Nutzen Sie **AB 10** »Sorgen wegpusten«, um dem Kind eine Strategie an die Hand zu geben, mit der es auch im Alltag mit Selbstwert-Sorgen umgehen kann. Es ist wichtig, dass es sich als selbstwirksam erlebt – denn das kann den Selbstwert auch stärken, wenn man weiß, wie man mit Selbstwertfallen umgehen kann.

AB 10 »Sorgen wegpusten«	
Material	Arbeitsblatt, Buntstifte, Schere
Dauer	Ca. 25 Minuten
Anleitung	Auf diesem Arbeitsblatt kann das Kind eine Pusteblume basteln und auf die Schirmchen einzelne Sorgen schreiben oder malen. Beachten Sie, dass das Kind beim Ausfüllen der Schirmchen mit seinem Kummer und seinen Sorgen konfrontiert wird. Das kann negative Gefühle hervorrufen, weil das Kind merkt, dass Sorgen im Inneren schwer sind. Wenn man sie aber mitteilt und nach außen trägt, werden sie viel leichter und handhabbarer. Dadurch können dann andere, positive Gefühle entstehe. Negative Gefühle können in positive umgewandelt werden und so kann aus etwas Schwerem etwas Leichtes entstehen. Optional: Die Sorgen können auf die Schirmchen geschrieben und ausgeschnitten werden, um so als Übung von der Hand gepustet zu werden, um die Wirkung zu verstärken.
Impulsfragen	▶ Wie fühlen sich die Sorgen an, wenn sie ausgesprochen sind? Immer noch so schwer, wie im Inneren oder leichter wie die Schirmchen in der Hand? ▶ Wie fühlt es sich an, die Sorgen in der Hand zu haben? ▶ Sollen wir einmal die Sorgen wegpusten? Wie fühlt sich das an?

3.5 Überanpassungen entgegensteuern und Bauchgefühle ernstnehmen

Auf dem **AB 11** »Anpassungskünste« kann mit der Farbe Grau experimentiert werden, die für die Stimmung, Gedanken und das Verhalten stehen kann. Mithilfe eines Rückbezugs zu Loah kann verdeutlicht werden, dass mit den richtigen Erfahrungen und Erinnerungen die Stimmung wieder ganz bunt werden kann. Im besten Fall kann das Kind voller Begeisterung die gemeinsamen Sprünge von den beiden Freunden nacherzählen und selbst freudige Gefühle dabei empfinden. Das geht noch besser, wenn das Kind das Verhalten imitiert und sie zusammen hüpfen. Denn Hüpfen verbessert die schlechte Stimmung von Menschen. Vielleicht kann sich das Kind auch an die Situation im Therapieraum erinnern und Freude darüber empfinden, wenn sie gemeinsam ein paar Hüpfbewegungen gemacht haben!

AB 11 »Anpassungskünste«	
Material	Arbeitsblatt, Stifte
Dauer	Ca. 25 Minuten
Anleitung	Kinder sollen ihre Talente und Begabungen nicht als beschämend erfahren, so wie es bei Taio der Fall war. Denn das lässt eine triste Stimmung und Eintönigkeit entstehen. In der Geschichte wird Farbe genutzt, um bestimmte Stimmungen oder Erfahrungen abzubilden. Das macht es leichter, das Kind zu einem Farbexperiment einzuladen, indem man mit ihm blöde Erfahrungen aus einem Grau in eine farbenfrohe Erinnerungs- und Gefühle-Sammlung verwandelt. Es kann hilfreich sein, das Kind neugierig auf die Übung zu machen und ein Eisbrecher sein, wenn Sie gemeinsam mit dem Kind einmal durch den Raum hüpfen.
Impulsfragen	▶ Bist du auch schon einmal aufgefallen mit einem außergewöhnlichen Talent, einer Begabung, deinem Aussehen oder etwas anderem, so wie Loah? ▶ Wollen wir es einmal wie Loah und Taio machen und gemeinsam etwas hüpfen? Wann warst du so glücklich, dass du vor Freude in die Luft gesprungen bist? ▶ Gibt es andere Erinnerungen an schöne Erlebnisse, die dich zum Lachen gebracht haben, so wie gerade beim Hüpfen?

In einer sozialen Gruppe integriert zu sein, ist wichtig. Was machen wir aber, wenn wir darin verletzt werden und zwischenmenschlicher Kontakt den Selbstwert infrage stellt? Ist unser Selbstwert nur von außen abhängig oder können wir uns selbst aufrichten, indem wir unseren Selbstwert durch gute Erfahrungen anreichern? Kinder sind regelmäßig in sozialen Gruppen integriert, beim Hobby, in der Schule und im Freundeskreis. Das **AB 12** »Bauchgefühle« kann in der Therapie genutzt werden, um mit sich selbst und den eigenen Körpersignalen ins Vertrauen zu kommen. Darüber hinaus lernen die Kinder, selbstwirksam zu sein und sich zu regulieren, insbesondere dann, wenn sie im sozialen Kontakt Zurückweisung erleben.

AB 12 »Bauchgefühle«	
Material	Arbeitsblatt, Buntstifte; optional: z. B. leeres Marmeladenglas; Murmeln
Dauer	Ca. 25 Minuten
Anleitung	Auf dem Arbeitsblatt wird mit dem Kind ein guter Umgang zu Zurückweisungs- und Ablehnungserfahrungen erarbeitet. Das Kind kann lernen, dass der Selbstwert auch eine Sensorfunktion hat: Werden wir von anderen gemocht, steigt i. d. R. der Selbstwert, werden wir ausgegrenzt, sinkt er. Das bedeutet aber nicht, dass der Selbstwert per se von anderen und deren Meinung abhängig ist. Wenn wir auf Zustimmung oder Ausgrenzung mit einem verletzten Selbstwertgefühl reagieren, gilt es, sich umso mehr auf das zu besinnen, was uns selbst Wert gibt und was man tun kann, um die unangenehmen Gefühle zu regulieren.
Impulsfragen	▶ Weißt du, was ein Bauchgefühl ist? In welcher Situation hast du schon mal auf deinen Bauch gehört? ▶ Manchmal haben wir auch ein komisches Bauchgefühl. Dann liegen uns Erfahrungen schwer im Magen. Hast du so etwas auch schon erlebt? ▶ Wann und mit wem hast du ein gutes Bauchgefühl?

Taios bunte Pfotenspuren machen ihn zu etwas Besonderem. Aber das ist nicht der einzige Farbtopf, aus dem er seinen Selbstwert ziehen kann. Nutzen Sie **AB 13** »Innere Farbtöpfe«, um mit dem Kind einen Transfer herzustellen und weitere Farbtöpfe ausfindig zu machen, aus denen es Selbstwert gewinnen kann. Taio hat in der Geschichte schon viele Möglichkeiten gefunden, seinen Selbstwert zu erfahren, z. B. in der Begegnung mit Naana.

AB 13 »Innere Farbtöpfe«	
Material	Arbeitsblatt, Buntstifte
Dauer	Ca. 45 Minuten, ggf. Verteilung der Farbtöpfe: ein Farbtopf pro Sitzung
Anleitung	Mit diesem Arbeitsblatt können Sie mit dem Kind Selbstwert-Töpfe betrachten, aus denen man seinen Wert gewinnen kann. Sie können ausgehend von den Pfotenspuren in der Geschichte zusammen überlegen, ob Taios Fähigkeit, bunte Spuren zu hinterlassen, der einzige Grund dafür ist, dass Taio wertvoll ist. Sie können das Kind fragen, welche Eigenschaften die anderen Tiere aus der Geschichte noch und insbesondere an Taio schätzen. Für den Selbstwert braucht es mehr als nur eine außergewöhnliche Fähigkeit.
Impulsfragen	▶ Was glaubst du, was die anderen Tiere besonders gerne an Taio mögen? Ist es nur seine besondere Begabung? ▶ Was ist noch wichtiger als ein Talent?

3.6 Ein guter Umgang mit Narben

Vorkommnisse, die Narben hinterlassen, können sich negativ auf den Selbstwert auswirken – sei es durch das Erlebnis selbst oder durch die Narbe, die zurückgeblieben ist. Doch wie können Kinder einen Umgang mit Narben finden, ohne dass diese auf das Selbstwertgefühl drücken? Wie kann auch bei anderen ein guter Umgang damit gefunden werden? Nutzen Sie die Kindergeschichte an der Stelle, als Taio Naanas Narbe entdeckt, um den Einstieg in das Thema Verwundungen und Narben zu schaffen (S. 18). Taio konnte sich nicht überwinden, das Thema bei der Giraffe Naana anzusprechen. Ist dieses Vorgehen immer hilfreich? Oder kann darüber reden bereits als Entlastung erlebt werden? Nutzen Sie **AB 14** »Wasserfarben-Narben«, um mit dem Kind über das sehr sensible Thema Narben und Verwundungen zu sprechen. Sie können sich selbst öffnen, indem Sie sagen, dass Sie sich wie Tiger Taio fühlen: Dass Sie die Verwundung oder Narben sehen, und nicht wissen, ob Sie das Kind darauf ansprechen dürfen. Holen Sie sich die Erlaubnis, sodass eine vertrauensvolle Atmosphäre zwischen Ihnen und dem Kind entsteht.

AB 14 »Wasserfarben-Narben«	
Material	Arbeitsblatt, Buntstifte, Wasserfarben, Pinsel
Dauer	Variabel, je nach Belastung ca. 40 Minuten, planen Sie ausreichend Zeit ein
Anleitung	Das Arbeitsblatt lädt dazu ein, im vertrauten Rahmen über Narben und Verletzungen zu sprechen. Zunächst kann sich dem Thema über die Narbe von Naana und Taios Unsicherheit darüber, das Thema anzusprechen, angenähert werden. Im Folgenden kann dann bei ausreichendem Vertrauen das Arbeitsblatt dazu hilfreich sein, eine andere Perspektive auf eigene Narben zu erfahren, die von Selbstmitgefühl und Aufrichtigkeit sich selbst gegenüber gekennzeichnet sein kann. Hierfür kann eine Visualisierung der Narbe mit Farben helfen.
Impulsfragen	▶ Was brauchst du, dass du dich bei dem Thema Narben sicher mit mir fühlst? Sollen wir uns an eine bestimmte Stelle im Raum setzen? Darf ich etwas auf gar keinen Fall ansprechen? Vielleicht können wir hierzu ein Stoppzeichen vereinbaren? ▶ Wie kann ich dich trösten? Darf ich dich dann berühren und wenn ja, wie? Kannst du es mir zeigen? ▶ Was hat dich stark gemacht? Was hast du an Zuwendung und Tröstlichem zur Heilung erfahren? Und wie kann sich dein Blick im Hier und Jetzt darauf verändern, wenn wir die Erfahrung als vergangen verstehen?

3.7 Hindernisse aus dem Weg räumen und den Selbstwert auffüllen

Therapie darf Spaß machen – gerade bei einem Thema wie dem Selbstwert! Sorgen, belastende Gefühle und Gedanken sind häufig Hindernisse auf dem Weg zu einem gesunden Selbstwert. Auch Taio ist am Anfang der Geschichte ganz betrübt, lebt aber während seines nächtlichen Abenteuers auf. Nutzen Sie **AB 15** »Popel-Gedanken wegschnippen«, um mit dem Kind auf nicht ganz konventionelle, aber dafür lustige und effektive Art und Weise mit selbstwertschädigenden Gedanken und Gefühlen umzugehen, sodass das Kind auch im Alltag, über die Therapie hinaus, sich selbst helfen kann. Die belastenden Gefühle, Gedanken und Sorgen werden als »dicke Selbstwertpopel« dargestellt, die sich in der Nase breit machen können und es uns erschweren, durchzuatmen. Daher gilt es, die Nase und uns selbst schnellstens davon zu befreien.

AB 15 »Popel-Gedanken wegschnippen«	
Material	Arbeitsblatt, Buntstifte, ggf. Notizzettel zum »Zerknüddeln«
Dauer	Ca. 15 Minuten
Anleitung	Blöde Gedanken über sich selbst als »Popel« zu verstehen, bringt etwas Leichtigkeit in die Sache. Im Vertrauen: Was macht man mit dicken Popeln in der Nase? Nicht selten schießt man sie einfach weg. Daher können diese Gedanken mit dem Kind auf Papier geschrieben und zerknüllt werden, sodass sie wie dicke Popel aussehen, und dann weggeschossen werden können. Mit dieser Übung kann man wieder durchatmen und hat Spaß. Das Kind kann lernen, dass es nicht mit seinen Gedanken verschmelzen muss. Es ist nicht seine Gedanken, sondern es hat diese Gedanken.
Impulsfragen	▶ Was passiert, wenn du einen dicken Popel in deiner Nase hast? Wie fühlt sich das an? ▶ Was sollte man dann tun? Und was tut man manchmal insgeheim stattdessen?

Sie können bei **AB 16** mit der Bedeutung von Wasser beginnen, indem Sie gemeinsam überlegen, für wen und wofür Wasser wichtig ist. So fällt der Transfer leichter, wenn Sie erklären, dass es sich mit Gedanken und Gefühlen nicht anders verhält: Wie Pflanzen das Wasser brauchen Menschen positive Aktivitäten, die ihnen gute Gedanken und Gefühle vermitteln. Nutzen Sie **AB 16** »Volle Kanne gute Gefühle« und die Bilder aus der Natur. Auch hier können Sie direkt eine gute Erinnerung an eine positive Aktivität anstoßen, da das Kind ggf. schon Erfahrungen mit Gießkannen und mit der Verantwortung für Pflanzen gemacht hat.

AB 16 »Volle Kanne gute Gefühle«	
Material	Arbeitsblatt, Buntstifte, ggf. Pappbecher
Dauer	Ca. 30 Minuten
Anleitung	Mit dem Arbeitsblatt bekommt das Kind die Möglichkeit, sich als selbstwirksam in der Selbstwert-Arbeit zu erleben. Um zu vermitteln, dass der Selbstwert regelmäßig »genährt« werden muss, kann die Parallele zum Umgang mit Pflanzen gezogen werden. Das Wasser ist für Lebewesen eine lebensnotwendige Grundlage. Sie können dem Kind vermitteln, dass Menschen noch mehr brauchen: gute Gedanken und gute Gefühle. Mit einem Mal Gießen kommt man hier nicht aus. Trauen Sie dem Kind zu, dass es auch in den Tagen zwischen der Therapie gut auf sich und seinen Wert Acht gibt, indem es immer wieder für gute Gefühle und Gedanken sorgt. Hierfür können Sie die Gießkanne auf dem Arbeitsblatt nutzen.
Impulsfragen	Für den Einstieg in das Thema: ▶ Hast du schon einmal eine Gießkanne benutzt? Wie war das, schwer oder leicht? Und wie hast du dich gefühlt? ▶ War das eine verantwortungsvolle Aufgabe? Hast du dich an dem Tag auch etwas stolz gefühlt, dass man dir das zugetraut hat? Dann möchte ich mit dir heute über eine ganz andere Gießkanne sprechen, nämlich die, die für gute Gefühle und Gedanken sorgt.

Gedanken sind nicht immer leicht als solche zu erkennen. Deshalb kann es für Kinder leichter sein, sie zu externalisieren und ihnen eine Form zu geben. Mit Hilfe des **ABs 17** »Anti-Zweifel-Spray« können schwere Gedanken, Sorgen und Zweifel (als kleine Monster, die es zu vertreiben gilt) visualisiert und greifbar gemacht werden, sodass das Kind selbst nicht mehr angreifbar ist. Wenn sich das Kind schon die Zeit mit Selbstzweifeln vertreiben muss, dann am besten mit einem selbstgemachten Anti-Monster-Zweifel-Spray.

AB 17 »Anti-Zweifel-Spray«	
Material	Arbeitsblatt, Buntstifte
Dauer	Ca. 25 Minuten
Anleitung	Taios Flucht ist keine ganz funktionale Lösung, als er mit Selbstwertzweifeln konfrontiert ist. Sich dem Problem zu stellen hingegen schon – oder was denkt das Kind dazu? Sie können mit dem Kind eigene Selbstwertmonster basteln oder die Vorlagen in den Arbeitsblättern nutzen, damit die Gedanken handhabbar und »fassbar« werden. Lassen Sie der Fantasie des Kindes freien Lauf, um für sich selbst die besten Lösungen gegen lästige Monster zu finden.
Impulsfragen	▶ Kannst du mir beschreiben, vor welchen Gedanken du dich fürchtest? ▶ Welche Gedanken machen, dass du dich selbst gar nicht mehr magst? ▶ Kannst du mir sagen, wie das Monster aussehen würde, das dich richtig ärgert? Hast du eine Idee, wie wir es in die Flucht schlagen können? ▶ Welche anderen Wege gibt es, statt davon zu laufen? Wenn das Kind keine eigenen Ideen entwickelt, können Sie das Spray vorschlagen. Sie können sagen, dass Sie schon sehr gute Erfahrungen damit gemacht haben oder andere Kinder, die die Monster auch nur allzu gut kennen.

Positive Affirmationen können hilfreich im Umgang mit Selbstzweifeln sein. In kurzen, prägnanten Sätzen gibt man sich damit selbst die Gewissheit, die Stärken zu besitzen, die es zur Bewältigung von Aufgaben, bzw. den Ängsten in Bezug auf die Aufgaben, braucht. Mithilfe von **AB 18** »Sich selbst Mut machen« können Sie mit dem Kind Selbstverbalisationen finden, die das Kind im Alltag selbst anwenden kann. So werden Therapieerfolge zu eigenen Erfolgen, die den Selbstwert zusätzlich stärken können. Mithilfe des Bildes in der Geschichte, auf dem Taio über einen großen Graben springen soll (S. 21), kann kindgerecht vermittelt werden, warum gute Gedanken bei weiten Sprüngen helfen können und wie sich negative Gedanken auf die Sprungkraft auswirken können. Dies wird auch im Kindererklärteil aufgegriffen. Nutzen Sie hierfür gerne die Impulsfragen im folgenden Steckbrief.

AB 18 »Sich selbst Mut machen«	
Material	Arbeitsblatt, Buntstifte
Dauer	Ca. 25 Minuten
Anleitung	Mit diesem Arbeitsblatt lernt das Kind die Kraft der Selbsverbalisation. Beim Ausfüllen können Sie dem Kind mit positiven Affirmationen helfen, wenn der Anfang schwierig sein sollte. Wichtig ist, dass das Kind eine Handvoll eigenständiger positiver Selbstverbalisationen findet, die ganz genau zu ihm passen. Das Bild von einem Fluss kann helfen: Hierbei können Krokodile z. B. negative Gedanken und Erfolsverderber darstellen, die es zu überwinden gilt. Das geht am besten, indem man Brücken baut. Sie können sich überlegen, ob Sie jedes Wort einer Sprosse zuordnen oder ob Sie mehrere Selbstverbalisationen mit dem Kind erarbeiten, ggf. können Sie diese auch je nach Entwicklungsstand des Kindes malen oder symbolisieren lassen. Es kann auch helfen, wenn Sie das Kind die Gedanken nicht alleine aussprechen lassen, sondern zunächst zusammen. Denn das Alleine-Aussprechen kann eine Hürde aus Scham darstellen, wohingegen das gemeinsame Aussprechen als ein Zuspruch und validierend erfahren werden kann.
Impulsfragen	▶ Hätte Taio den Sprung geschafft, wenn er sich gesagt hätte: »Ich schaffe das eh nicht. Ich bin ein Versager«? ▶ Fallen dir andere Sätze ein, die hilfreich wären? ▶ In welchen Situationen brauchst du solche stärkenden Sätze? ▶ Was könnte dir helfen?

3.8 Grenzen setzen und Selbstwert pflegen

Kinder, die in ihrer Existenz infrage gestellt wurden oder die wenig Beachtung ihrer Grundbedürfnisse erfahren haben, können sich auf dieser Grundlage selbst als wenig wertvoll und schützenswert erachten. Sie haben häufig kein Gefühl für Grenzen. Sie glauben dann entweder, dass bei ihnen keine Regeln gelten, oder dass sie ihre Grenzen nur mit Gewalt durchsetzen können. Elefant Ekevu aus der Geschichte braucht seine großen Stoßzähne aber nicht, um seine Grenzen gewaltsam durchzusetzen. Es bietet sich an, sich an dieser Stelle in der Geschichte bzw. dem Kindererklärteil (S. 23) mit dem Kind über alternative Vorgehensweisen zu besprechen, um Grenzen deutlich zu machen. Mit **AB 19** »Selbstwertschutz« können Sie mit dem Kind Strategien finden, seinen eigenen Selbstwert zu verteidigen, ohne dafür andere angreifen zu müssen.

AB 19 »Selbstwertschutz«	
Material	Arbeitsblatt, Buntstift, Schere
Dauer	Ca. 25 Minuten
Anleitung	Auf diesem Arbeitsblatt lernt das Kind, eigene Grenzen zu setzen, z. B. durch die eigene Köperhaltung. Zusammen wird überlegt, warum das Kind es wert ist, dass man seine Grenzen achtet und was es ganz besonders schützenswert macht. Hierbei liegt der Fokus nicht auf den erfahrenen Grenzverletzungen und darauf, diese zu bearbeiten, sondern auf dem Ressourcenaufbau, insbesondere auf den Fähigkeiten, sich seines eigenen Werts bewusst zu sein und Grenzen angemessen zu signalisieren.
Impulsfragen	▶ Kannst du mir erklären, warum du manchmal deine Grenzen mit Gewalt verteidigst? Bzw. kannst du mir erklären, warum du dir immer alles gefallen lässt? ▶ Warum passiert das? ▶ Was kannst du dir von dem Elefanten Ekevu abgucken? ▶ Wie macht Ekevu das, dass andere ihn achten, ohne dass er seine Zähne dazu benutzen muss? Die Szene finden Sie auf S. 23 der Geschichte.

Selbstwertgefühle müssen im wahrsten Sinne kultiviert werden. Vielleicht hat das Kind schon eigene Erfahrungen gemacht, sich um Blumen, Gemüse oder Pflanzen im Allgemeinen zu kümmern. Nutzen Sie seine Expertise und stärken Sie es darin, indem Sie neugierig und interessiert nachfragen. Sie können dann einen Transfer herstellen und gemeinsam überlegen, was das Kind braucht, um gut zu wachsen und zu ranken. Hierbei können Sie dem Kind als Experte für sein eigenes Wachstum einen Teil der Verantwortung vertrauensvoll in die Hände geben, indem Sie ihm signalisieren und es fragen, was es glaubt, was es Gutes braucht, um gut zu gedeihen. Sie können gemeinsam mit dem Kind an der Metapher des grünen Daumens arbeiten und sich diesen für Ihre Arbeit zunutze machen. Mithilfe des **AB 20** »Platz für gute Gefühle« können Sie mit dem Kind erarbeiten, wie es wohlwollend auf sich schauen kann.

AB 20 »Platz für gute Gefühle«	
Material	Arbeitsblatt, Buntstifte
Dauer	Ca. 25 Minuten
Anleitung	Mithilfe des Arbeitsblattes werden Ressourcen und Hilfen für das Anpflanzen eines gesunden Selbstwerts fokussiert. Beim Ausfüllen hilft dem Kind das Bild eines Blumenbeets. Es können erst Fragen zu eigenen Erfahrungen genutzt werden, in denen das Kind davon erzählen kann, um welche Pflanze es sich schon einmal gekümmert hat und was dazu alles notwendig war. Hierüber können dann Fragen zum Selbstwert abgeleitet werden. Nutzen Sie hierzu auch die weiteren Impulsfragen.
Impulsfragen	▶ Weißt du, was ein grüner Daumen ist? Zeig doch mal deinen Daumen. Grün ist er nicht. Man spricht von einem grünen Daumen, wenn jemand ein Händchen für Blumen und Pflanzen hat. Damit Pflanzen gut wachsen, brauchen sie Nährstoffe. Wie sehen gute Nährstoffe für ein gutes Selbstwertgefühl aus? Was brauchst du? Welche Gärtner:innen eignen sich für die Pflege? Welche Menschen können dir dabei helfen, dass du deinen eigenen Wert besser erkennst? ▶ Wer hat dir schon einmal das Gefühl von Stärke und Gemocht-Werden gegeben?

3.9 Erinnerungen an Gutes schaffen und verstärken

Erinnerungen, die mit starken Gefühlen gekoppelt sind, bleiben länger im Gedächtnis. Bei vielen negativen Erfahrungen in Bezug auf den Selbstwert braucht es viel Übung, um aus den automatischen Prozessen aus Gedanken, Gefühlen und Wahrnehmungen herauszukommen: Denn fühlen wir uns mies und denken schlecht über uns, nehmen wir im Alltag die Belege verstärkt wahr, die zu diesen Gefühlen und den Gedanken passen. Fokussieren wir uns jedoch auf unsere Stärken, verändert sich unsere Körperhaltung und die Haltung, den passenden Erfahrungen willkommen zu begegnen. Und diese neuen positiven Gedächtnisspuren brauchen Zeit und Erinnerungsstützen. Nutzen Sie **AB 21** »Stärken-Memo«, damit das Kind auch für den Alltag gute Möglichkeiten hat, selbstständig weiter am gesunden Selbstwert zu arbeiten. Bei ausreichender Selbstverstärkung können sich so neue neuronale Selbstwertspuren im Gehirn bilden. Darüber hinaus ist das Stärken-Memo eine gut geeignete Strategie im Rahmen der Rückfallprophylaxe.

AB 21 »Stärken-Memo«	
Material	Arbeitsblatt, Buntstifte, ggf. Smartphone zur Aufnahme
Dauer	Ca. 30 Minuten
Anleitung	Zu Beginn kann das Bild von Ekevu aus der Geschichte (S. 24) betrachtet werden. Er erzählt Taio, dass er sich vieles merken kann. Das Stärken-Memo soll dabei dem Gedächtnis in Bezug auf selbstwertdienliche Erfahrungen auf die Sprünge helfen. Beim Ausfüllen kann dem Kind die Struktur auf dem Arbeitsblatt helfen. Wenn diese eher die Kreativität und den Ausdruck einschränkt, kann auch ein freies Format gewählt werden. Optional: Es kann die Aufnahmefunktion des Smartphones verwendet werden, um nicht nur ein Stärken-Memo auf dem Papier zu haben, sondern eine Audio-Aufnahme, die sich das Kind anhören kann.
Impulsfragen	Einleitende Fragen können sein: Klar, Ekevu ist ein riesengroßer Elefant mit einem riesengroßen Gehirn und riesengroßen Ohren. Du hast zwar keine Ohren groß wie ein Elefant und auch kein Elefantengehirn, aber hey – Kinder haben andere Fähigkeiten, wie sie sich besonders gut daran erinnern können, wie wertvoll sie sind. Eine Möglichkeit ist eine Art Hörspiel oder Memo in unserem Kopf. Hast du Lust, ein solches Hörspiel aufzunehmen?

Komplimenten kann vielfältig begegnet werden: Man kann sie annehmen oder ablehnen. Man kann sie in Frage stellen oder seinen eigenen Wert nur noch von der Frequenz der Komplimente abhängig machen. Nutzen Sie **AB 22** »Vielen Dank für die Blumen«, um mit dem Kind über das Phänomen zu sprechen, dass auch Komplimente manchmal ganz schön unangenehm sein können. Im therapeutischen Sinne können Sie beispielsweise Folgendes tun: Führen Sie eine Kompliment-Exposition mit dem Ziel durch, dass man an Komplimenten derart habituiert, dass man sie annehmen kann. Eine Exposition ist Ihnen als Therapeut:in nicht unbekannt, allerdings scheint es im ersten Moment ungewohnt, dass auch Komplimente, die ja eigentlich etwas Schönes und Warmes bedeuten, erst einmal Angst und unangenehme Gefühle auslösen können. Nicht selten tritt dieses Phänomen, wie Sie wissen, bei Menschen mit sozialen Ängsten auf. Sie können die Angst vor negativer Bewertung, aber auch die Angst vor positiver Bewertung verspüren.

AB 22 »Vielen Dank für die Blumen«	
Material	Arbeitsblatt, Buntstifte
Dauer	Ca. 25 Minuten
Anleitung	Ziel des Arbeitsblatts ist es, dass sich das Kind über Komplimente bewusst wird und diese ohne Zweifel oder Scham anzunehmen lernt, denn das fällt gerade bei einem niedrigen Selbstwert schwer. Sollte die Erinnerung an Komplimente zunächst schwerfallen, machen Sie sich gemeinsam mit dem Kind im Rahmen einer spielerischen Übung gegenseitig Komplimente. Anschließend können Sie die Komplimente aufschreiben, die dem Kind besonders gut gefallen oder gut getan haben. Sollte auch dies schwerfallen, schlagen Sie eine Brücke zu Elefant Ekevu. Fragen Sie, was bei ihm passiert ist, als er ein Kompliment bekam. Selbst er als grauer Elefant wäre fast ein bisschen rot geworden – ihm wurde aber auch ein bisschen warm ums Herz.
Impulsfragen	▶ Hast du schon einmal ein Kompliment bekommen und es angenommen? ▶ Wie hast du dich dabei gefühlt? ▶ Was macht es dem Elefanten Ekevu so schwer, Komplimente anzunehmen? Kennst du das auch? ▶ War dir dabei schon einmal mulmig zumute oder hast du die Komplimente sogar hinterfragt?

Es ist wichtig, sich an schöne Momente oder Personen, die einem gute Gefühle geben, zu erinnern und sie immer wieder präsent zu haben. In der Therapie mit dem Kind kann ein »Erinner-Mich« helfen, sich immer wieder an diese guttuenden Personen oder Momente zu erinnern. Nutzen Sie hierzu **AB 23** »Schutz-Erinnerung«, um mit dem Kind Verbundenheit im wahrsten Sinne »herzustellen«: Durch eine gebastelte Schutz-Erinnerung wird ein haptischer Erinnerungsanker geschaffen, mit dem sich das Kind auch im Alltag immer wieder bewusst machen kann, wen es alles an seiner Seite hat. Wenn es dem Kind noch schwer fällt, sich selbst als schützenswert zu empfinden, können Sie nach Erfahrungen fragen, in denen das Kind ein Schutzgefühl gegenüber Tieren oder Menschen empfunden hat. Sie können diese Fähigkeit, Schutz für andere zu empfinden, dann nutzen, verstärken und ausbauen, indem Sie ihm vermitteln, dass die Fähigkeit schon da ist und dem Kind inne liegt. Zusammen können Sie das Ziel formulieren, diese Gefühle auch in Bezug auf sich selbst zu empfinden. Ggf. können Sie Ihr eigenes Gefühl dem Kind gegenüber zur Verfügung stellen und ihm mitteilen, dass Sie ihm gegenüber ein Schutzgefühl haben. Möglicherweise bieten Sie so Ihrem kleinen Schützling eine erste korrigierende Erfahrung, auf der es aufbauen kann.

AB 23 »Schutz-Erinnerung«	
Material	Arbeitsblatt, Buntstifte, Schere, Wolle (gerne in verschiedenen Farben zum Aussuchen), Pappe
Dauer	Ca. 45 Minuten
Anleitung	Ziel des Arbeitsblattes ist es, mit dem Kind eine Erinnerungshilfe an schützende Erfahrungen zu schaffen, die bei negativen Selbstwerterfahrungen protektiv wirken können. Beim Basteln der Schutz-Erinnerung ist es schön, nicht nur mit Stift und Papier zu arbeiten, sondern auch mit anderen Materialien zu experimentieren und zu basteln. Machen Sie die Übung gemeinsam, auch wenn es etwas länger dauert. Vielleicht kommen Sie über die gemeinsame Tätigkeit sogar leichter ins Gespräch. Zudem kann das Kind gute Erfahrungen im Miteinander machen, Verbundenheit spüren, die möglicherweise gefehlt hat und korrigierend wirkt.
Impulsfragen	Tierbabys und Kinder benötigen Vertrauen und Schutz, um groß und stark zu werden. ▶ Was passiert mit dir, wenn du ein kleines Tier siehst? Kennst du das Gefühl, ein anderes Lebewesen schützen zu wollen? ▶ Hast du umgekehrt auch schon einmal gespürt, dass eine andere Person dich so gerne hatte, dass sie dich schützen oder beschützen wollte? ▶ Welche Personen sind deine Vertrauenspersonen? Welche Menschen geben dir Schutz?

Gerade wenn man im Bett liegt, schleichen sich gerne mal Sorgen und Gedanken über die Bettdecke, die dem Selbstwert zu nahe kommen und ihn negativ beeinflussen können. **AB 24** »Selbstwert-Fresserchen« kann nicht nur während der Therapie, sondern auch im Sinne der Rückfallprophylaxe genutzt werden, um Strategien an der Hand zu haben, über Selbstverbalisation Selbstwertverlust vorzubeugen oder entgegensteuern zu können. Der Einschlafprozess eignet sich hervorragend für die Umsetzung, denn insbesondere dann, wenn die Umwelt reizarm ist, kann ein regelrechtes Kopfkino entstehen. Für Kinder kann das gerahmt werden, indem Sie ihnen z. B. erklären, dass die Selbstwert-Fresserchen abendaktiv sind. Und wer schlecht schläft, den plagen sie auch noch am Folgetag.

AB 24 »Selbstwert-Fresserchen«	
Material	Arbeitsblatt, Buntstifte
Dauer	Ca. 25 Minuten
Anleitung	Mit dem Arbeitsblatt können Grübelgedanken mithilfe der »Selbstwert-Fresserchen« visualisiert werden, um diese zu externalisieren und in eine Box zu stecken, damit das Kind das Gefühl bekommt, dass die Gedanken regelrecht raus aus dem Kopf sind. Beim Ausfüllen hilft es dem Kind zunächst Abendrituale zu thematisieren und dann zu fragen, was passiert, wenn das Licht aus ist. In der Regel können Kinder vom Grübeln berichten. Für die Arbeit mit Grübelgedanken hilft ihre Visualisierung.
Impulsfragen	▶ Kennst du das, wenn abends das Licht aus ist? Meistens hat man dann keine Ablenkung mehr und Gedanken kommen einem in den Kopf, die man tagsüber nicht hatte. ▶ Hast du Lust, dass wir zusammen überlegen, was du dagegen tun kannst? Diese Gedanken sind richtige Plagegeister und nennen sich Selbstwert-Fresserchen. Schluss damit! ▶ Hast du Lust, eine Box zu basteln, in die wir die Selbstwertfresserchen packen können, damit sie sich nicht mehr in deinem Kopf einnisten und da Unfug anstellen können?

Für Kinder können Impact-Verfahren sehr eindrucksvoll sein. Auch im Bereich der Selbstwertarbeit können Alltagsgegenstände genutzt werden, um den Wert eines Menschen und vor allem seinen unveränderbaren Wert aufzuzeigen, egal, was passiert. Auf dem **AB 25** »Gemünzter Selbstwert« finden Sie ein spannendes Experiment, um dem Kind zu verdeutlichen, dass wie andere mit uns umgehen zwar emotional etwas mit uns macht – aber auch, dass dieser Umgang unseren Wert nicht verändert. Stellen Sie hierbei viele Fragen, statt die Antworten schon vorzugeben. Wenn das Kind selbst erkennt, dass sich der Wert der Münze nicht verändert, egal wie es mit ihr umgeht, kann das Kind viel mehr von dem verinnerlichen, was es hierbei auch in Bezug auf sich selbst lernen kann. Lassen Sie das Kind zu einer Expertin oder einem Experten werden. Stellen Sie Fragen im Rahmen des geleiteten Entdeckens, dass das Kind das Gefühl bekommt, durch das Experiment zu leiten. Freuen Sie sich ausdrucksstark und spiegeln Sie die Freude an der gewonnenen Erkenntnis.

AB 25 »Gemünzter Selbstwert«	
Material	Arbeitsblatt, Buntstifte, Münze
Dauer	Ca. 20 Minuten
Anleitung	Mit dem Arbeitsblatt kann ein »Aha-Moment« erlebt werden – und das mithilfe einer Münze. Denn ihr Wert verändert sich nicht, auch wenn sie mies behandelt wird. Für Taio gilt das Gleiche: Nur weil ihn die anderen schlecht behandelt haben, ist er kein schlechter Tiger. Das kann durch die Münze signalisiert werden: Egal, wie schlecht sie behandelt wurde – sie verliert trotzdem nicht ihren Wert. Ein Transfer zum Wert des Kindes kann somit leichter erfolgen.
Impulsfragen	▶ Was glaubst du: Ist Taio weniger wert als alle anderen Lebewesen, nur weil man ihn schlecht behandelt hat? Was fühlst du, wenn du an den abgegebenen Taio denkst, den man wieder aufpäppeln musste? ▶ Möchtest du ihn trösten, schützen und hast du Mitgefühl? ▶ Was macht es mit dem Wert einer Münze, wenn sie schmutzig ist? ▶ Gilt es auch für dich und Taio, dass euer Wert gleichbleibt, auch wenn man euch schlecht behandelt hat?

3.10 Vertrauen in sich finden

Vertrauen in sich selbst ist die stärkste Kraft, um Herausforderungen zu meistern. Auf dem Schulhof und im Kindergarten kann es dazu kommen, dass sich Kinder behaupten müssen. Die Vorstellung, einen Helden oder eine Heldin an der Seite zu haben, kann helfen, sich in solchen Situationen sicherer zu fühlen. Mit **AB 26** »Heldenstark« können Sie sich mit dem Kind orientieren und filtern, an welchen Superkräften noch gearbeitet werden kann. Zudem soll dem Kind die Möglichkeit gegeben werden, in sich selbst Superkräfte zu entfalten. Sie können in der Therapiesitzung durch geleitetes Entdecken das Kind dazu befähigen, festzustellen, dass das Wichtigste ist, an sich zu glauben und in sich selbst zu vertrauen. Wenn Kinder verstehen, dass Sich-selbst-Annehmen eine starke Kraft ist, können sie mutiger und neugierig werden, mit dieser Einstellung angstbesetzten Situationen zu begegnen. Hierbei können auch Affirmationen helfen, damit das Kind damit außerhalb der Therapie üben kann.

AB 26 »Heldenstark«	
Material	Arbeitsblatt, Buntstifte
Dauer	Ca. 25 Minuten
Anleitung	Ziel des Arbeitsblatts ist es, eine hilfreiche Imagination davon zu bekommen, was dem Kind auch in schwierigen Situationen außerhalb der Sitzung helfen kann, wenn der Selbstwert in Frage gestellt wird. Seien Sie interessiert und neugierig und lassen Sie sich erzählen, welchen Helden bzw. welche Heldin das Kind als eine:n solche:n empfindet. Versuchen Sie gemeinsam herauszuarbeiten, welche Eigenschaften es sind, die das Kind faszinieren, um ggf. besser zu verstehen, welche Fähigkeiten sich das Kind wünscht, mit denen Sie dann weiterarbeiten können. Leiten Sie im richtigen Moment über zur »wahren Heldenstärke«, an sich selbst zu glauben, sich selbst gut zu finden und sich selbst zu vertrauen. Sie können dafür den Umhang nutzen, um positive Affirmationen darunter zu sammeln. Versuchen Sie kurze und prägnante Sätze zu finden, mit denen das Kind im Alltag seine Superkräfte einüben kann. Für die Überleitung können Ihnen die folgenden Impulsfragen helfen.
Impulsfragen	▶ Das sind ja eine Menge toller Superheldenkräfte, von denen du mir erzählt hast. Ich habe gehört, dass dein:e Superheld:in [...] sehr gut kann. Weißt du, welche Superkraft alle Superheld:innen gemeinsam haben? Sie glauben an sich! Und an ihre Stärken. Sie zweifeln nicht an sich, sondern finden sich richtig gut. ▶ Glaubst du, wir können uns etwas von ihnen abgucken?

Der Selbstwert wächst bekanntlich nicht schneller, wenn man daran zieht, sondern wenn man ihn pflegt. Mit dem **AB 27** »Selbstwert-Kresse« können Sie die kognitive Arbeit um ein schönes Experiment erweitern und Erkenntnisse und Wachstum in einem beeindruckenden Prozess abbilden. Dafür eignet sich insbesondere Kresse, die oft für Kinder eine Faszination auslöst und als Bild dafür genutzt werden kann, dass es sich bei der Therapie ähnlich verhält: Dass der Selbstwert wächst, wenn man sich gut darum kümmert.

Kinder haben ein anderes Zeitempfinden. Ziele, die zu weit in der Zukunft liegen, haben für Kinder keinen Bezug zum jetzigen Zeitpunkt und den damit verbundenen Aufgaben. Über die Übung mit der Selbstwert-Kresse kann Motivation geschaffen werden und Neugier auf den Prozess, dass sich Dinge in der Therapie verändern werden, das Kind selbstbewusst und mutiger werden wird. Mit dem Arbeitsblatt kann gezeigt werden, dass gut Ding »Weile« haben muss.

AB 27 »Selbstwert-Kresse«	
Material	Arbeitsblatt, Buntstifte, Ei, Kressesamen, Watte, Schere, Wasser, Weile
Dauer	Ca. 15 Minuten
Anleitung	Das Arbeitsblatt soll Motivation in ihre gemeinsame Arbeit fördern und das Wachstum des Selbstwerts visualisieren. Zudem soll Bewusstsein für den Moment geschaffen werden und Frustration darüber, dass der Selbstwert nicht so schnell wächst, entgegengesteuert werden. Besprechen Sie mit dem Kind den Ablauf des Anpflanzens ganz genau und orientieren Sie sich an den Anweisungen auf dem Arbeitsblatt. Machen Sie bei jedem Schritt eine Pause, bevor sie den nächsten Schritt tun. Nehmen Sie das Tempo bewusst heraus und vergewissern Sie sich, dass Sie mit dem Kind im Hier und Jetzt sind.
Impulsfragen	▶ Hast du schon einmal Kresse gepflanzt? Überlege einmal, was man alles dazu braucht. ▶ Überlege dir, was für Taio alles Gutes auf seiner Reise entstanden ist. Kannst du dich noch an zwei oder drei Dinge erinnern, die du besonders beeindruckend fandest? Was hat sich z. B. für Taio gelohnt? Kannst du dir vorstellen, was sich auch für dich verändert hat / verändern wird?

3.11 Sich selbst und anderen etwas wert sein

Taio hatte am Anfang Angst, sich Menschen zu zeigen. Er traute sich nicht aus der Höhle heraus und konnte nicht gut im Mittelpunkt stehen. Stellen Sie in der Therapie mit dem Kind einen Transfer her, indem Sie fragen, ob das Kind solche Bühnen auch für sich als unangenehm erfahren hat. Mit der Einleitung aus **AB 28** »Ganz sicher der Rede wert« können Sie dem Kind erläutern, dass es manchmal auch wichtig ist, sich selbst den Raum einzuräumen, der einem zusteht: »Schön, dass ich da bin! Ich darf sein! Ich bin gut so, wie ich bin, und bin damit willkommen!«

Zu Beginn kann die Vorstellung, eine Rede zu halten, Scham auslösen. Und dann auch noch eine Rede über sich selbst! Hierbei kann noch einmal unter Rückgriff auf den Anfang der Geschichte Taios Gefühlswelt exploriert werden (S. 11). Er hatte auch Angst, sich anderen zu zeigen. Rückfragen an das Kind für eine weitere Reflexion könnten sein: Was glaubst du, ist Taio am Ende der Geschichte immer noch so ängstlich? Glaubst du, dass er sich immer noch schämt? Glaubst du, dass es Taio jetzt ein bisschen leichter fallen würde, wenn er eine Rede auf sich selbst halten würde?

AB 28 »Ganz sicher der Rede wert«	
Material	Arbeitsblatt, Buntstifte, optional: Smartphone zur Aufnahme
Dauer	Ca. 30 Minuten
Anleitung	Das Arbeitsblatt zielt primär auf die Bewusstwerdung des eigenen Werts ab. Trotzdem kann es für Kinder auch eine Exposition darstellen, indem sich das Kind selbstbewusst darstellt. Das Arbeitsblatt ist so konzipiert, dass eine Rede über sich selbst geschrieben werden kann, die in der Struktur vorgegeben ist und individualisiert werden kann. Das erleichtert es dem Kind, eine Stärken-Rede zu schreiben. Engt die Struktur die Kreativität des Kindes ein, kann ein freies Format genutzt werden.
Impulsfragen	▶ Hast du schon einmal gehört, wie jemand eine Rede gehalten hat? ▶ Wie hat sich die Person wohl gefühlt, über die die Rede gehalten wurde? ▶ Hast du das auch schon einmal erlebt, z. B. zu deinem Geburtstag? ▶ Oder hast du selbst schon einmal eine Rede gehalten?

Insbesondere gute oder korrigierende Bindungserfahrungen können dazu führen, dass Kinder über sich hinauswachsen können. Die Forschung von Ainsworth (1973) und Bowlby (1973, 1988) belegt, wie wichtig Bezugspersonen sein können, damit Kinder sich selbst als wertvoll erleben können. Nutzen Sie **AB 29** »Tanz der Bindung«, damit das Kind nicht nur eigene Ressourcen auf dem Weg zum Selbstwert stärkt, sondern damit es auch im sozialen Miteinander einen hohen Selbstwert in sich fühlt und verankert. Zu Beginn in der Bearbeitung des Arbeitsblattes kann das Bild der liebevollen Direktorin betrachtet werden (S. 44). Wenn das Kind Schamgefühle hat oder wütend wird – entspannen Sie sich! Erzeugen Sie eine korrigierende Atmosphäre ohne Spannung und erklären Sie dem Kind, dass der Zuspruch von anderen wichtig ist. Sie können hier wieder auf Taio zurückkommen, der sich nicht mehr geschämt hat und sich auch nicht mit Tatzen und Krallen gewehrt hat, sondern ganz neue Erfahrungen mit der Direktorin machen konnte.

AB 29 »Tanz der Bindung«	
Material	Arbeitsblatt, Buntstifte; optional: Fotos von Bezugspersonen
Dauer	Ca. 25 Minuten
Anleitung	Ziel des Arbeitsblatts ist es, die Ressource guter Bindungserfahrung zu stärken. Hierbei sollen Erinnerungen an Personen, mit denen das Kind Vertrauen, Schutz und Gefühle des Angenommen-Seins verbindet, gefestigt werden. Darüber hinaus können Gefühle, dass andere einem Vertrauen schenken auch das Vertrauen des Kindes in sich selbst stärken. Fragen Sie interessiert, welche Personen dem Kind vertrauen. Staunen sie zusammen und teilen Sie Ihr Gefühl von Stolz. Beim Ausfüllen kann auch die Vorstellung der liebevollen Direktorin behilflich sein (S. 44). Schauen Sie sich das Bild an und fragen Sie nach Bedürfnissen. Sind hier Bedürfnisse unerfüllt, stellt das Arbeitsblatt einen guten Einstieg dar, um die Familie in die Arbeit miteinzubeziehen. Zudem können Sie das Kind einladen, miteinander zu tanzen, um bei fehlenden positiven Bindungserfahrungen eine korrigierende Erfahrung zu ermöglichen.
Impulsfragen	▶ Wie ist es, von einem anderen gemocht zu werden? ▶ Was spürst du, wenn du die Erfahrung machst, dass dich eine andere Person sehr lieb hat? ▶ Welche Menschen hast du im Rücken, an deiner Seite, gehen mit dir deinen Weg, denen du vertrauen kannst wie Taio der Direktorin? ▶ Welche Tigerkräfte werden durch die Stärkung im Rücken in dir frei? ▶ Hast du schon einmal getanzt? Zu welchem Lied tanzt du am allerliebsten? Tanzen bedeutet einander zu vertrauen. Sollen wir das Mal probieren? Ich vertraue dir!

4 Informationen für die Arbeit mit Eltern und Bezugspersonen

Informieren Sie die Eltern und Bezugspersonen über das therapeutische Vorgehen. Räumen Sie Vorurteile aus dem Weg und schaffen Sie eine vertrauensvolle Atmosphäre, in der Eltern ihre Ängste und Sorgen frei äußern dürfen. Sprechen Sie darüber, wie mit dem Kind am Selbstwert gearbeitet wird und stellen Sie ihnen den kleinen Tiger Taio mit seinen bunten Pfotenspuren vor. Hier geht es darum, die Eltern und Bezugspersonen abzuholen, wo sie gerade stehen:

- Haben sie Angst wegen der psychischen Gesundheit ihres Kindes? Machen Sie Mut, indem Sie auf die positive Veränderung von Taio hinweisen!
- Machen sie sich Vorwürfe, zeigen Sie auf, dass der Schritt in die Therapie ein Zeichen der Wertschätzung gegenüber dem Kind ist: Du bist es uns wert, dir die bestmöglichen Entfaltungsmöglichkeiten zu geben. Machen Sie aufmerksam auf die Stärken, die Taio auf seiner Reise entwickelt.
- Kommen Eltern mit Selbstzweifeln und empfinden den Schritt in die Therapie selbst als eine Form des Versagens ihrer Erziehung, richten Sie die Aufmerksamkeit auf die Besonderheiten ihres Kindes. So wie Taios Pfotenspuren können sie sich entscheiden, die Dinge aus einer anderen Perspektive zu betrachten. Machen Sie deutlich, dass sie als gute Vorbilder, wie die Rolle der Direktorin, dem Kind als große Ressource dienen können.

Laden Sie die Eltern in die therapeutische Arbeit mit ein und nutzen Sie im Rahmen von Angehörigengesprächen die Möglichkeit, auch ihnen ein Arbeitsblatt an die Hand zu geben. Gegen Perfektionismus und zu hohen Ansprüche an sich als Eltern, können sie den Druck auf sich selbst mithilfe des folgenden Arbeitsblattes verringern: **AB 30** »Wertvolle Eltern sein«.

Der Einbezug von Eltern und Bezugspersonen in die Therapie kann hilfreich sein, um die Therapieerfolge außerhalb des Therapieraums aufrechtzuerhalten. Eltern wollen nur das Beste für ihre Kinder. Wenn ein Kind zur Therapie muss, kann das bei Eltern auch zu einem Selbstwertproblem führen: Was habe ich falsch gemacht? Bin ich keine gute Mutter? Bin ich kein guter Vater? Bin ich kein:e gute:r Betreuer:in? Ganz im Gegenteil: Vermitteln Sie den Begleitpersonen Ihrer Patient:innen die Gewissheit, dass das Kind nicht zur Therapie muss, sondern von den Techniken der Psychotherapie profitieren darf – und das geht am besten zusammen mit einem Fachmann bzw. einer Fachfrau. Nutzen Sie hierfür auch das **AB 30** »Wertvolle Eltern sein«.

AB 30 »Wertvolle Eltern sein«	
Material	Arbeitsblatt, Buntstifte
Dauer	Ca. 25 Minuten
Anleitung	Ziel des Arbeitsblattes ist es, dass Eltern sich den Druck nehmen. Sind sie entspannt, kann der Selbstwert ihrer Kinder umso besser gestärkt werden und sich entfalten. Unter (Leistungs-)Druck gelingt dies meistens nicht. Stärken Sie die Eltern in ihren Bedürfnissen, dass sich das Kind gut entwickeln kann und zeigen Sie auf, dass Druck und Perfektion in der Erziehung wenig hilfreich für einen gesunden Selbstwert sind.
Impulsfragen	▶ Was verbinden Sie mit einem Drachen? Leichtigkeit? Wenig Druck? Entspannung trotz Wind? ▶ Schreiben Sie an die Drachen das, was Sie Ihrem Kind auf dem Weg zu einem gesunden Selbstwert mitgeben möchten. ▶ Möchten Sie in einem kurzen Brief Ihre Zusagen und Versprechen dafür formulieren, damit Ihr Kind mutig ist, sich selbst zu entfalten, sich auszuprobieren und seinen Selbstwert mutig zu stärken? Sie können Ihre Wünsche an die Drachen schreiben und als Erinnerung an einen Ort hängen, um sich an die Wichtigkeit von Entspannung zu erinnern, damit Ihr Kind die Flügel zu einem gesunden Selbstwert ausspannen kann.

Therapieschluss mit Eltern und Bezugspersonen

Am Ende der Therapie kann das Kind den Eltern zeigen, welche Übung es am spannendsten fand und welche der Übungen sie gemeinsam noch zu Hause weiter trainieren wollen. Die Eltern sollen dem Kind das Gefühl geben, dass es die nötige Expertise für einen guten und stabilen Selbstwert über die Therapie ausgebildet hat und die Eltern lediglich unterstützend helfen können, die Erfolge aufrechtzuerhalten. Für den Selbstwert des Kindes macht das den Unterschied: Es sich selbst wert zu sein, um Gelerntes anzuwenden – insbesondere ohne Kontrolle und Druck von außen. Gleichzeitig sollen die Kinder Signale von nahestehenden Personen bekommen, die ihm deutlich machen: Du bist es uns wert.

Literatur

Ainsworth, M. (1973). The development of infant-mother attachment. In B. Caldwell & H. Ricciati (Eds.), Review of child development research (3rd ed., pp. 1–94). Chicago: University of Chicago Press.

Arslan, G. (2019). Mediating role of the self–esteem and resilience in the association between social exclusion and life satisfaction among adolescents. Personality And Individual Differences, 151, 109514.

Barthorpe, A., Winstone, L., Mars, B. & Moran, P. (2020). Is social media screen time really associated with poor adolescent mental health? A time use diary study. Journal of affective disorders, 274, 864-870.

Boden, J. M., Fergusson, D. M. & Horwood, L. J. (2008). Does adolescent self-esteem predict later life outcomes? A test of the causal role of self-esteem. Development and psychopathology, 20(1), 319-339.

Bowlby, J. (1973). Attachment and loss: Vol. 2. Separation. New York: Basic Books.

Bowlby, J. (1988). A secure base: Parent-child attachment and healthy human development. New York: Basic Books.

Brown, J. D., Dutton, K. A. & Cook, K. E. (2001). From the top down: Self-esteem and self-evaluation. Cognition and Emotion 15 (5), 615–631.

Burns, M. L. (2017). Cyberbullying: Reciprocal links with Social Anxiety, Self-Esteem and Resilience in U.K. school children (Master's thesis). United Kingdom: University of Chester.

Cataldo, I., Lepri, B., Neoh, M. J. Y. & Esposito, G. (2021). Social media usage and development of psychiatric disorders in childhood and adolescence: a review. Frontiers in Psychiatry, 11, 508595.

Deci, E. L. & Ryan, R. M. (1993). Die Selbstbestimmungstheorie der Motivation und ihre Bedeutung für die Pädagogik. Zeitschrift für Pädagogik, 39(2), 223-238.

De Ruiter, N. M., Van Geert, P. L. & Kunnen, E. S. (2017). Explaining the »how« of self-esteem development: The self-organizing self-esteem model. Review of General Psychology, 21(1), 49-68.

Grawe, K. (1998). Psychologische Therapie. Göttingen: Hogrefe.

Hanning, S. & Chmielewski, F. (2019). Ganz viel Wert: Selbstwert aktiv aufbauen und festigen. Weinheim: Beltz.

Harris, M. A., Gruenenfelder-Steiger, A. E., Ferrer, E., Donnellan, M. B., Allemand, M., Fend, H., Conger, R. D. & Trzesniewski, K. H. (2015). Do parents foster self-esteem? Testing the prospective impact of parent closeness on adolescent self-esteem. Child Development, 86, 995–1013.

Harter, S. (2015). The Construction of the Self: Developmental and Sociocultural Foundations. New York: Guilford Publications.

Jiang, S. & Ngien, A. (2020). The effects of Instagram use, social comparison, and self-esteem on social anxiety: A survey study in Singapore. Social Media+ Society, 6(2), 2056305120912488.

Jünemann, A.-K. (2016). Selbstwert und Selbstvertrauen. In: Frey, D. (Ed.) Psychologie der Werte. Berlin: Springer.

Krause, H. V., Baum, K., Baumann, A. & Krasnova, H. (2021). Unifying the detrimental and beneficial effects of social network site use on self-esteem: A systematic literature review. Media Psychology, 24(1), 10-47.

Leary, M. (2000). Interpersonal cognition inside the sociometer. In M. Baldwin (Ed.), Interpersonal cognition (pp. 85–102). New York: Guilford Press.

Leary, M. R. (2012). Sociometer Theory. In P.A.M. Van Lange, A.W. Kruglanski & E. T. Higgins (Hrsg.), Handbook of Theories of Social Psychology: Volume II, (S.141-159). London: SAGE.

Leary, M. & Baumeister, R. (2000). The nature and function of self-esteem: Sociometer theory. In M. Zanna (Ed.), Advances in experimental social psychology (Vol. 32, pp. 1–62). San Diego, CA: Academic Press.

Masselink, M., Van Roekel, E. & Oldehinkel, A. (2018). Self-esteem in early adolescence as predictor of depressive symptoms in late adolescence and early adulthood: The mediating role of motivational and social factors. J. Youth Adolesc, 47, 932–946.

Nesi, J., Choukas-Bradley, S. & Prinstein, M. J. (2018). Transformation of adolescent peer relations in the social media context: Part 1 – A theoretical framework and application to dyadic peer relationships. Clinical child and family psychology review, 21, 267-294.

Niu, G., Luo, Y., Sun, X., Zhou, Z., Yu, F., Yang, S. & Zhao, L. (2018). Qzone use and depression among Chinese adolescents: a moderated mediation model. J Affect Disord., 231, 58–62.

Orth, U. (2018). The family environment in early childhood has a long-term effect on self-esteem: A longitudinal study from birth to age 27 years. Journal of Personality and Social Psychology, 114, 637–655.

Orth, U. & Robins, R. W. (2022). Is high self-esteem beneficial? Revisiting a classic question. American Psychologist, 77(1), 5.

Orth, U., Robins, R. W., Widaman, K. F. & Conger, R. D. (2014). Is low self-esteem a risk factor for depression? Findings from a longitudinal study of Mexican-origin youth. Developmental psychology, 50(2), 622.

Potreck-Rose, F. & Jacob, G. (2007). Selbstzuwendung, Selbstakzeptanz, Selbstvertrauen. Psychotherapeutische Internventionen zum Aufbau von Selbstwertgefühl (4. Aufl.). Stuttgart: Klett-Cotta.

Rosenberg, M. (1965). Society and the Adolescent Self-Image. Princeton: Princeton University Press.

Rosenberg, M., Schooler, C., Schoenbach, C. & Rosenberg, F. (1995). Global self-esteem and specific self-esteem: Different concepts, different outcomes. American sociological review, 141-156.

Saiphoo, A. N., DahoahHalevi, L. & Vahedi, Z. (2019). Social networking site use and self-esteem: A meta-analytic review. Personality and Individual Differences, 153.

Scissors, L., Burke, M. & Wengrovitz, S. (2016). What's in a Like? Attitudes and behaviors around receiving Likes on Facebook. In Proceedings of the 19th acm conference on computer-supported cooperative work & social computing (pp. 1501-1510).

Schieber, K. & Martin, A. (2016). Die körperdysmorphe Störung: Aktuelle Entwicklungen zu Diagnostik, Störungswissen und Therapie. PSYCH up2date, 10(01), 31–42.

Sherman, L. E., Greenfield, P. M., Hernandez, L. M. & Dapretto, M. (2018). Peer influence via Instagram: Effects on brain and behavior in adolescence and young adulthood. Child development, 89(1), 37-47.

Smahel, D., Machackova, H., Mascheroni, G., Dedkova, L., Staksrud, E., Ólafsson, K., Livingstone, S. & Hasebrink, U. (2020). EU Kids Online 2020: Survey results from 19 countries. EU Kids Online 2020.

Tsaousis, I. (2016). The relationship of self-esteem to bullying perpetration and peer victimization among schoolchildren and adolescents: A meta-analytic review. Aggression and Violent Behavior, 31, 186–199.

Twenge, J. M., Joiner, T. E., Rogers, M. L. & Martin, G. N. (2018). Increases in depressive symptoms, suicide-related outcomes, and suicide rates among U.S. adolescents after 2010 and links to increased new media screen time. Clinical Psychological Science, 6(1), 3–17.

UNICEF (2023). Konvention über die Rechte des Kindes. https://headless-live.unicef.de/caas/v1/media/194402/data/3828b8c72fa8129171290d21f3de9c37 [02.11.2024].

Zhong, M., Huang, X., Huebner, E. S. & Tian, L. (2021). Association between bullying victimization and depressive symptoms in children: The mediating role of self-esteem. Journal of affective disorders, 294, 322-328.

Weiterführende Literatur

Felnhofer, A., Galliez, S. & Klier, C. (2022). Therapie-Tools Selbstwert bei Kindern und Jugendlichen. Weinheim: Beltz.

Gräßer, M. & Hovermann, E. (2025). Superstark, superschnell und supermutig. Mix-Max-Spiel für die Stärkenarbeit mit Kindern in Psychotherapie und Beratung. Weinheim: Beltz.

Gräßer, M., Botved. A. & Hovermann, E. (2021). Ressourcen-Memo. 30 Bildpaare für die therapeutische und pädagogische Arbeit mit Kindern und Jugendlichen. Weinheim: Beltz.

Hanning, S. & Chmielewski, F. (2019). Ganz viel Wert: Selbstwert aktiv aufbauen und festigen. Weinheim: Beltz.

Heine, H. (2023). Therapie-Tools Stärkenarbeit mit Kindern und Jugendlichen. Weinheim: Beltz.

Scholz, F. (2018). Stärken-Schatzkiste für Kinder und Jugendliche. Weinheim: Beltz.

ANHANG

Liste der Arbeitsblätter

Kommentierte Übersicht
und Arbeitsmaterial

Über die Mitwirkenden

Liste der Arbeitsblätter

Kommentierte Übersicht und Arbeitsmaterial

AB 1 Mein Stärken-Artikel

Das Arbeitsblatt kann zum Einstieg in die Therapie genutzt werden. Interessiert und neugierig können hier die Stärken der Kinder innerhalb eines Stärken-Artikels gesammelt werden. Das Arbeitsblatt kann auch in schwierigen Therapiesituationen als Ressource genutzt werden, damit sich die Kinder wieder an ihre Stärken erinnern. Zudem können im Laufe der Therapie weitere Stärken hinzukommen.

AB 2 Mit der Scham zusammen in der Höhle

Scham ist ein starkes Gefühl und kann dazu führen, dass Kinder sich wie in eine dunkle Höhle zurückziehen. Mithilfe von selbst gestalteten Gefühle-Kieseln kann der Weg raus aus Schamgefühlen gelingen. Hierbei werden Kindern gute Gedanken vorgeschlagen, die dabei helfen können. Es können aber auch sehr gerne eigene Formulierungen oder Bilder gefunden werden.

AB 3 Gefühlswunder

Mithilfe dieses Arbeitsblattes werden gute Gefühle aktiviert. Das hilft den Kindern, zu erfahren, dass sie kein besonderes Talent brauchen, um kleine Wunder zu vollbringen. Denn der Körper hat die Fähigkeit, wenn wir gute Gedanken haben, gleichzeitig schöne Gefühle dazu zu aktivieren. Mithilfe der Sinne können diese auf unterschiedliche Weise noch einmal verstärkt werden. Das Arbeitsblatt bietet die Möglichkeit, diesen guten Wundergefühlen auf die Spur zu kommen und sie zu stärken.

AB 4 Zweifel abschütteln

Mithilfe des Körpers kann das Zweifelabschütteln nicht nur richtig Spaß machen, es kann zudem noch effektiver sein. Auf der Grundlage des Embodiments stehen Körper und Geist in wechselseitiger Beziehung zueinander. Sich dafür zu entscheiden, Selbstzweifel abzuschütteln, ist der erste richtige Schritt. Der Entscheidung Taten folgen zu lassen, indem man den Körper richtig ausschüttelt, kann dabei helfen, Selbstzweifel noch effektiver loszuwerden.

AB 5 Kunterbunter Obstsalat

Mithilfe des Arbeitsblattes wird verdeutlicht, dass man seinen eigenen Wert nicht nur von einer Eigenschaft abhängig machen sollte. Mithilfe eines Obstsalats wird das verdeutlicht: Auch hier macht es die bunte Mischung. Und auch wenn uns manche Eigenschaften gar nicht an uns schmecken, gehören sie doch dazu.

AB 6 Pfützen-Grütze

Den Blick, den Kinder auf sich selbst haben, kann durch Anforderungen von anderen oder Wünschen von und an sich selbst beeinflusst sein. Auf diesem Arbeitsblatt können Kinder kindgerecht erarbeiten, wie andere Menschen sie wahrnehmen, was sie selbst für

Wünsche und Anforderungen an sich stellen und wer sie sind, wenn sie ganz sie selbst sind. Wenn der Platz in den Pfützen nicht ausreicht, kann pro Pfütze auch ein leeres Blatt hinzu genommen werden.

AB 7 Selbstwert handgemacht

Mithilfe von Körpersprache lädt das Arbeitsblatt dazu ein, gute Gefühle im Alltag immer abrufbar zu haben. An jedem Finger werden ganz bestimmte Gefühle und Erfahrungen in Erinnerung gerufen und gesammelt, die dann im Alltag (mithilfe der eigenen Finger) aktiviert werden können, wenn der Selbstwert sinkt. Therapeut:innen können die einzelnen Fragen zu den Fingern auch vorlesen, sodass sich das Kind ganz darauf konzentrieren und hineinfühlen kann.

AB 8 Sich selbst ein guter Freund sein

Sich selbst gut zu finden, kann manchmal schwer sein. Zunächst werden auf diesem Arbeitsblatt Ideen gesammelt, wie man einem anderen Menschen ein:e gut:e Freund:in ist und was diese freundschaftliche Beziehung ausmacht. An geeigneter Stelle kann dann ein Transfer hergestellt werden, indem dem Kind aufgezeigt wird, dass es alles hat, um ein guter Freund oder eine gute Freundin zu sein.

AB 9 Selbstwert-Sterne bereisen

Veränderungen sind für Kinder oft schwer zu begreifen. Mithilfe eines Selbstwert-Sterns gelingt das schon besser. Hierbei lädt das Arbeitsblatt ein, sich zu überlegen, was man sich wünscht, um sich selbst als wertvoll zu empfinden. Die Ideen und Wünsche können dann auf einem individuellen, bunten Selbstwert-Stern zusammengefasst und im Laufe der Therapie auch zur Überprüfung von Zwischenzielen genutzt werden.

AB 10 Sorgen wegpusten

Sorgen wegpusten klingt leichter als getan. Oder doch nicht? Mithilfe des Arbeitsblattes können Kinder ihre Sorgen sammeln und sie in der Tat wegpusten. Auch hier wirkt das Zusammenspiel von Körper und Seele, indem die Sorgen nicht nur klassisch identifiziert oder hinterfragt werden, sondern sie mithilfe des Körpers symbolisch weggepustet werden können.

AB 11 Anpassungskünste

Außergewöhnliche Begabungen oder andere individuelle Fähigkeiten können einerseits Bewunderung auslösen, andererseits bergen sie auch die Gefahr für Mobbing oder Neid. Nicht selten passiert es, dass Kinder sich dann lieber ihrer Umwelt anpassen und ihre Außergewöhnlichkeiten als Belastung erleben. Mit diesem Arbeitsblatt wird das »Tarnverhalten« enttarnt und gemeinsam überlegt, warum es zu dieser Anpassungsleistung, z. B. durch belastende Ereignisse in der Kita, der Schule oder der Familie, gekommen ist.

AB 12 Bauchgefühle

Sozial integriert zu sein ist wichtig. Der Selbstwert kann hierbei ein Sensor sein, der uns wichtige Informationen darüber gibt, ob wir noch in der Gruppe integriert sind oder ob Ausgrenzung droht. Dass andere einen mögen, kann man nicht erzwingen. Ziel des

Arbeitsblattes ist es, mit den negativen Gefühlen umzugehen, wenn wir nicht von allen gleich gemocht werden können.

AB 13 Innere Farbtöpfe

Der Selbstwert fußt auf mehr als auf einem Bein. Sich selbst annehmen, sich selbst vertrauen, mit anderen Menschen freundlich umgehen und mit anderen zusammen sein sind hierbei Möglichkeiten, Selbstwert zu erfahren. Diese verschiedenen Selbstwert-Quellen werden mit den Kindern exploriert. Dabei müssen nicht alle als gleich hilfreich erlebt werden. Ziel ist es aber, für jede Quelle eine Idee zu generieren.

AB 14 Wasserfarben-Narben

Mithilfe dieses Arbeitsblattes können Narben angeschaut werden, die auf der einen Seite an Situationen erinnern, in denen Kinder Schmerz und Traurigkeit erfahren haben, die auf der anderen Seite aber auch für Mut und Tapferkeit stehen. Diese Betrachtung soll mit dem Arbeitsblatt gefördert und fokussiert werden, um Kindern ihre Stärke aufzuzeigen.

AB 15 Popel-Gedanken wegschnippen

Therapie darf Spaß machen. Und Spaß macht auch manchmal, entgegen der Etikette zu handeln. Blöde Gedanken über einen selbst einfach wegzuschnippen wie lästige Popel, kann den negativen Gedanken die Schwere nehmen und zugleich mithilfe der Interaktion aus Körper und Seele dazu beitragen, dass Kinder sich besser von diesen distanzieren können.

AB 16 Volle Kanne gute Gefühle

Kindern soll mithilfe dieses Arbeitsblattes vermittelt werden, dass Menschen mehr als Essen, ein Dach über dem Kopf und Sicherheit brauchen. Neben den physiologischen Bedürfnissen sind auch weitere Bedürfnisse da und genau richtig. Gute Gedanken und gute Gefühle gehören mit dazu. Hierbei können Erfahrungen des Kindes im Umgang mit Pflanzen in die Arbeit integriert werden. Sie veranschaulichen die Bedürfnisse kindgerecht.

AB 17 Anti-Zweifel-Spray

Selbstwertzweifel in Worte zu fassen kann für Kinder schwer sein. Und eine Patentlösung gegen Selbstzweifel gibt es nicht. Oder doch? Mit den Kindern wird auf diesem Arbeitsblatt erarbeitet, wie man sich am besten gegen die eigenen Zweifel wehrt, die Kindern schlechte Gefühle und Gedanken über sich selbst machen. Das geht über eine sichere Körperhaltung. Und mit einem Spray, das die Zweifel-Monster in die Flucht treibt.

AB 18 Sich selbst Mut machen

Sich selbst Mut zusprechen macht eine bevorstehende Herausforderung nicht kleiner, aber leichter zu bewältigen. Das Arbeitsblatt visualisiert die Herausforderungen, den Weg sie zu meistern, und die Gedanken, die einem dabei im Weg stehen können. Dabei hilft die Metapher von Krokodilen und einer Halt gebende Brücke. Mithilfe positiver

Selbstverbalisationen können Kinder lernen, wie sie von diesen profitieren können, wenn sie Selbstwertzweifel bekommen und sich ihrer Zielerreichung in den Weg stellen.

AB 19 Selbstwertschutz

Sich abzugrenzen und anderen Grenzen zu setzen ist wichtig. Insbesondere Kinder müssen dazu befähigt werden, ihre Grenzen klar zu kommunizieren. Sie dürfen ihren Selbstwert schützen, indem sie andere in ihre Schranken verweisen können, wenn sie diese übertreten. Das Arbeitsblatt ermöglicht, eigene Grenzen und Regeln zu definieren.

AB 20 Platz für gute Gefühle

Gute Gedanken über sich und seinen Wert zu haben, kann manchmal schwer sein, wenn man an sich und seinen Fähigkeiten zweifelt. Mithilfe des »grünen Daumens« können Kinder in Analogie zum Gärtnern lernen, wie sie sich Hilfe von erfahrenen Gärtner:innen holen können und dürfen. Denn niemand muss sich gänzlich alleine aufrichten. Das Arbeitsblatt kann als Notfallplan genutzt werden mit Informationen darüber, an wen sich das Kind vertrauensvoll wenden kann, wenn der Selbstwert kriselt.

AB 21 Stärken-Memo

Dem Umstand, dass eine negative Erinnerung meist besser im Gedächtnis bleibt als mehrere positive, kann entgegengewirkt werden. Das Arbeitsblatt lädt das Kind ein, ein Stärken-Memo zu erstellen, das abends aber auch tagsüber, immer wieder gehört werden kann, um eine Gedächtnisstütze zu bieten und mehr Raum für gute Erinnerungen und in der Folge auch gute Gefühle zu geben.

AB 22 Vielen Dank für die Blumen

Komplimente annehmen ist nicht nur für Erwachsene manchmal schwer. Auch Kinder können diesen häufig wenig Glauben schenken, vor allem dann, wenn sie sich selbst als wenig wertvoll erfahren und erfahren haben. Mithilfe dieses Arbeitsblattes wird das Kind dazu befähigt, Komplimente wahrzunehmen und anzunehmen. Sie können dann in einem Strauß gebündelt werden und stellen auch für die weitere Therapie einen Ressourcen-Strauß dar.

AB 23 Schutz-Erinnerung

Das Arbeitsblatt lädt das Kind dazu ein, Erfahrungen von Schutz wieder erfahrbar zu machen. Das ist insbesondere deswegen wichtig, weil es im Alltag viele Möglichkeiten gibt, in seinem Selbstwert infrage gestellt zu werden. Hierbei kann ein Schutz-Bommel als Erinnerung helfen, der am Schultornister oder Bett befestigt werden kann. Er kann in die Hand genommen werden und fühlt sich weich an. So kann das Kind daran erinnert werden, dass es selbst als schützenswert von anderen empfunden wird.

AB 24 Selbstwert-Fresserchen

Sich von seinen Ängsten, Sorgen und Zweifeln in Bezug auf den eigenen Wert zu distanzieren, fällt insbesondere am Abend schwer. Das Arbeitsblatt bietet die Möglichkeit, diese Zweifel zu formulieren und sich dann von ihnen zu distanzieren, indem man sie in eine Box packt. Sie werden dadurch nicht unterdrückt, sondern kommen an einen sicheren Ort, an dem man sie bei Bedarf in der Therapie wieder herausholen und an ihnen arbeiten kann.

AB 25 Gemünzter Selbstwert

Unabhängig davon, wie andere Personen mit einem umgehen, bleibt der Wert eines jeden Menschen unverändert. Mithilfe eines Experiments können Kinder genau diese Erfahrung selbst machen und verbunden mit einem Aha-Erlebnis ableiten, dass dieser unveränderbare Wert auch für sie selbst gilt.

AB 26 Heldenstark

Der Alltag von Kindern kann manchmal selbstwertbedrohlich sein. Mit diesem Arbeitsblatt lernt das Kind, auch mit schwierigen Situationen umzugehen und Heldenstärke zu zeigen. Mithilfe einer Imagination können so eigene Fähigkeiten herausgearbeitet werden, die das Kind dann im Alltag anwenden kann. Zudem wird die Kraft der Selbstverbalisation genutzt, die die Kinder dazu befähigt, über sich hinauszuwachsen und selbstwertkritische Situationen zu meistern.

AB 27 Selbstwert-Kresse

Dass das Gras nicht schneller wächst, wenn man daran zieht, gilt auch für den Wachstum eines gesunden Selbstwerts. Mithilfe eines Experiments mit Kresse wird der Prozess leicht verständlich. Kresse eignet sich hierbei gut, weil sie zeigt, dass mit der richtigen Pflege Wachstum möglich ist. Innerhalb einer Woche und mit einer Therapiesitzung Abstand kann mit dem Kind ein Transfer zu der gemeinsamen Arbeit zum Selbstwert hergestellt werden.

AB 28 Ganz sicher der Rede wert

Wenn über jemanden eine Rede gehalten wird, dann hat er/sie meistens etwas Außergewöhnliches erreicht. Dabei spielen außergewöhnliche Dinge für die Daseinsberechtigung eines Menschen bzw. eines Kindes keine Rolle. Den eigenen Wert muss man sich nicht mit tollen Leistungen erarbeiten. Mithilfe dieses Arbeitsblattes wird das Kind dazu angeleitet, eine Rede über sich selbst zu verfassen. Die Übung kann auch zum Ende der Therapie genutzt werden, um den Prozess und die Erfolge gemeinsam zu reflektieren.

AB 29 Tanz der Bindung

Einander zu vertrauen ist eine wichtige Erfahrung, auf dem der Selbstwert aufbauen kann. Mithilfe dieses Arbeitsblattes wird ein Netz zusammengestellt, das sich aus Menschen zusammensetzt, die dem Kind Kraft, Mut, Schutz und Vertrauen geben. So gelingt das Wachstum des Selbstwerts auf der Basis, die es braucht: aus einem »ich vertraue dir« zu einem »ich vertraue mir«.

AB 30 Wertvolle Eltern sein

Eltern möchten, dass es ihren Kindern gut geht und dass sie sich gut entwickeln und entfalten können. Das Arbeitsblatt ermöglicht es den Eltern, ihr eigenes Verhalten zu reflektieren, von dem, was hilfreich ist, mehr zu zeigen und von dem, was für die Entwicklung eines gesunden Selbstwerts hinderlich ist, weniger zu tun.

AB 1 • K

Mein Stärken-Artikel

Stell dir vor, jemand von der Zeitung oder deinem Lieblingsmagazin kommt zu dir nach Hause und möchte einen Artikel über dich und deine Stärken schreiben. Dafür haben sie eine ganze Seite in ihrem Magazin geplant. Von was könntest du ihnen erzählen? Wie würde der Artikel aussehen?

- Schreibe oder male alle deine Stärken und Eigenschaften, die du hast, in deinen Stärken-Artikel.
- Du kannst auch eine Sammlung machen mit Dingen, die dir wichtig sind oder die du gerne machst. Schneide sie aus und klebe sie ein.

Wenn du meinst, dass es nichts über dich zu erzählen gibt, dann mache dir als Journalist erstmal ein genaues Bild von dir. Du kannst hierfür deine Eltern, Betreuer, Geschwister, Freunde oder Lehrer interviewen, was sie über dich sagen würden, wenn der Journalist sie bitten würde, etwas über dich zu erzählen.

- Was macht dich ihrer Meinung nach aus?
- Was fällt ihnen Besonderes zu dir ein?
- Welche Stärken und besonders tollen Dinge mögen sie an dir?

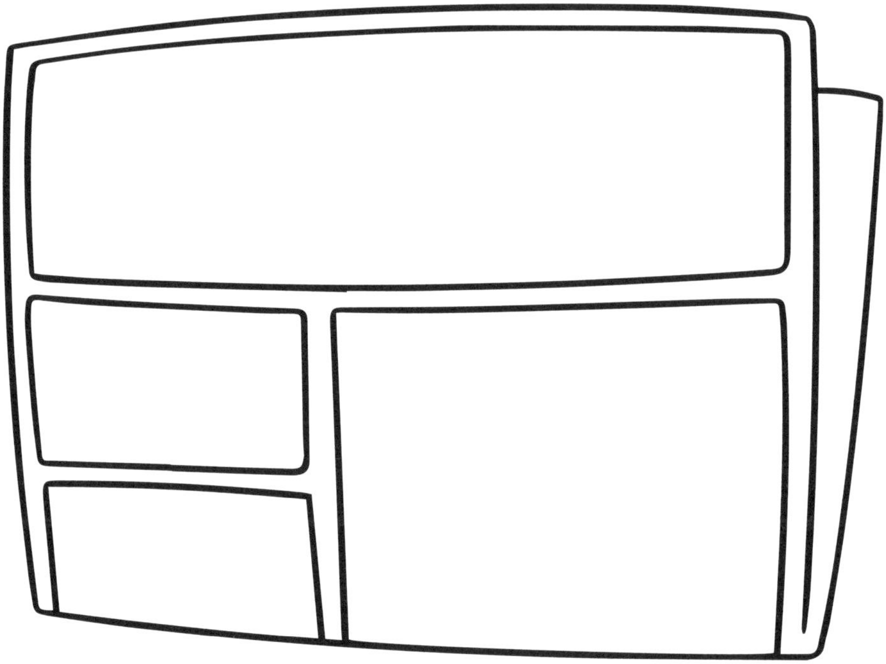

Mit der Scham zusammen in der Höhle

Scham ist ein ganz normales Gefühl. Zum Beispiel wenn wir von anderen ausgelacht werden. Kennst du so etwas auch? Wann schämst du dich? Unten siehst du eine Höhle. Kennst du das auch, dass du dich manchmal am liebsten in einer solchen Höhle verkriechen würdest?

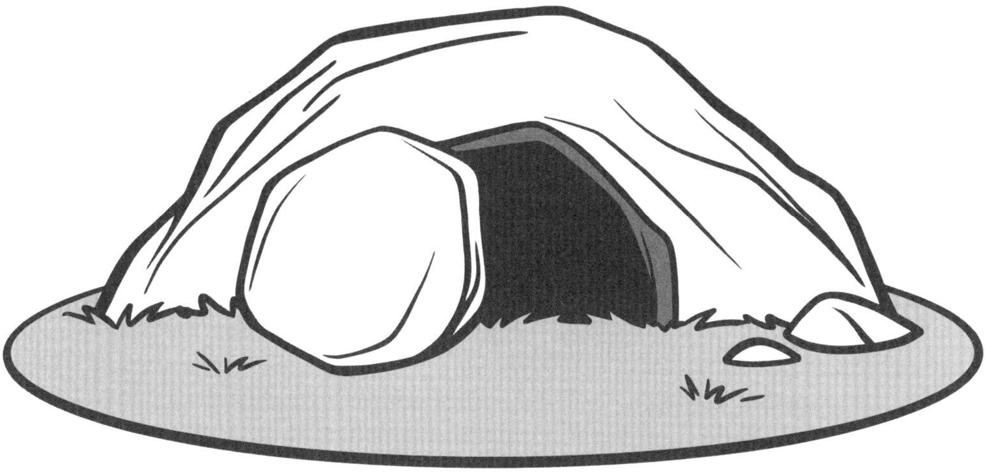

(1) Welche Situation kennst du, in der du dich beschämt gefühlt hast? Wenn du magst, male oder schreibe diese Situation doch auf das Bild neben die Höhle.
(2) Wie fühlt es sich an, wenn andere gemein sind, dich ausgrenzen oder sich lustig über dich machen? Was fällt dir schwer? Wobei steht dir dein Schamgefühl dann im Weg? Du kannst dein Gefühl in den großen Stein vor der Höhle schreiben oder malen.
(3) Und was brauchst du, wenn du dich in deine Höhle zurückgezogen hast? Wie kannst du wieder aus der Höhle raus kommen?

Jetzt brauchen wir noch ein paar gute Ideen, damit du wieder einen Weg raus aus der Höhle finden kannst.

Wie kannst du …
- wieder Vertrauen finden?
- lernen, Grenzen zu setzen?
- damit umgehen, wenn andere dich beschämen?

Mit der Scham zusammen in der Höhle 2/3

Stell dir vor, du kannst den riesen Stein vor der Höhle in viele kleine Kieselsteine auflösen. So kommst du wieder super aus der Scham-Höhle heraus!

- Welche Gefühle-Kiesel möchtest du nutzen und dir damit einen Weg nach draußen legen?
- Schreib oder male in die Gefühle-Kiesel und schneide die für dich passenden Gefühle-Kiesel aus, um dir damit wieder einen Weg raus aus der Höhle zu schaffen!

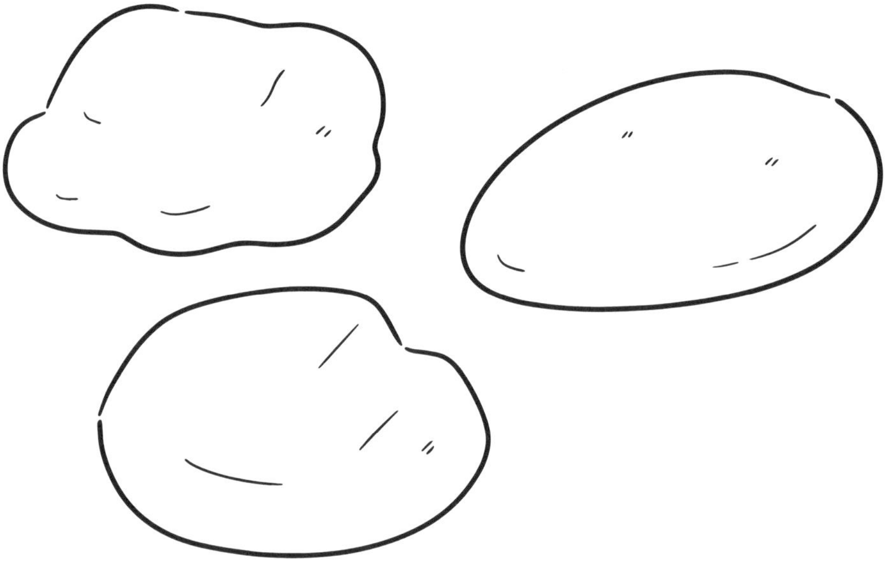

Hier findest du einige Vorschläge und Themen für deine Gefühle-Kiesel, mit denen du wieder mit einem guten Gefühl und guten Gedanken aus der Höhle heraus kommen kannst:

Gute Gefühle, wie z. B.: Mut, Vertrauen, Freude, Stolz

Gute Gedanken, wie z. B.:

- »Genauso wie ich bin, bin ich richtig.«
- »Ich werde geliebt.«
- »Ich mag mich!«
- »Andere dürfen mich nicht verletzen.«
- »Andere dürfen sich nicht lustig über mich machen.«
- »Menschen dürfen meine Geheimnisse nicht verraten.«

Mit der Scham zusammen in der Höhle

Andere Dinge, die dir helfen könnten:
Vertrauen in mich selbst und meine eigenen Kräfte

Meine Lieblingsmenschen: ....

....

Das kann ich besonders gut: ....

....

Das würde ich wieder machen, wenn mir die Scham nicht mehr im Weg steht: ....

....

....

Diesen Menschen kann ich vertrauen: ....

....

Diese Melodie würde ich hören, wenn ich aus der Höhle trete, wie ein Fußballspieler oder eine Fußballspielerin, die oder der aus der Kabine läuft: ....

....

Gibt es etwas, das ich der anderen Person oder den anderen Personen sagen möchte, die mich verletzt haben? ....

....

....

....

Gefühlswunder

Menschen bewundern andere Menschen, wenn sie etwas toll hinkriegen oder können, z. B. in der Schule, im Sport, in der Musik. Oder wenn Menschen ein außergewöhnliches Talent haben oder mehrere Sprachen sprechen. Wenn wir uns mit anderen vergleichen, können wir wütend oder enttäuscht sein oder uns unter Druck setzen, weil wir dann vielleicht denken: »Schon wieder kann die oder der andere etwas besser als ich.«

Weißt du, was dein größtes Talent ist? Du hast das Talent, ganz viele schöne Gefühle herstellen zu können. Das ist ein wirkliches Wunder und eine Glanzleistung, für die man keine Begabung und kein Training braucht.

Überleg mal: Welche Gefühle kennst du? Welche davon sind für dich wie kleine Wunder?

Nimm diese Liste von superschönen Gefühlen zur Hilfe:

- ☐ Ich-bin-stolz-auf-mich-Gefühle
- ☐ Das-habe-ich-gut-gemacht-Gefühle
- ☐ Wochenend-Ausflugs-Jubel-Gefühle
- ☐ Ganz-in-mich-versunken-Gefühle
- ☐ Clever-Gefühle: Hier habe ich etwas gelernt
- ☐ Da-bin-ich-über-mich-erstaunt-gewesen-Gefühle
- ☐ Jemand-mag-mich-Gefühle
- ☐ Ferien-Glücksgefühle
- ☐ Erholungsgefühle
- ☐ Lieblingseis-Gefühle
- ☐ Ich-bin-mit-jemandem-befreundet-Gefühle
- ☐ Freude-Gefühle, sodass du fast keine Luft mehr bekommst

Manchmal muss man ganz genau hinsehen, um tolle, neue Gefühle zu entdecken. Die Federn des Pfaus können dir für diesen Blick helfen, wenn du dein Lieblingsgefühl »aus den Augen« verlierst.

- ▶ Wähle ein Gefühl aus der Liste aus.
- ▶ Gab es Menschen, die in der Situation dieses schöne Gefühl mit dir geteilt haben?
- ▶ Überlege zu deiner Gefühlswundersituation: Was habe ich dabei geschmeckt, gerochen, gefühlt, gesehen, gehört?

Du kannst die Federn dabei ausmalen oder auch deine Gedanken und Erinnerungen dazu aufschreiben. Du kannst auch überlegen, welches Gefühl du wieder »trainieren« möchtest, damit du es demnächst federleicht und ohne große Mühe fühlen kannst.

Gefühlswunder

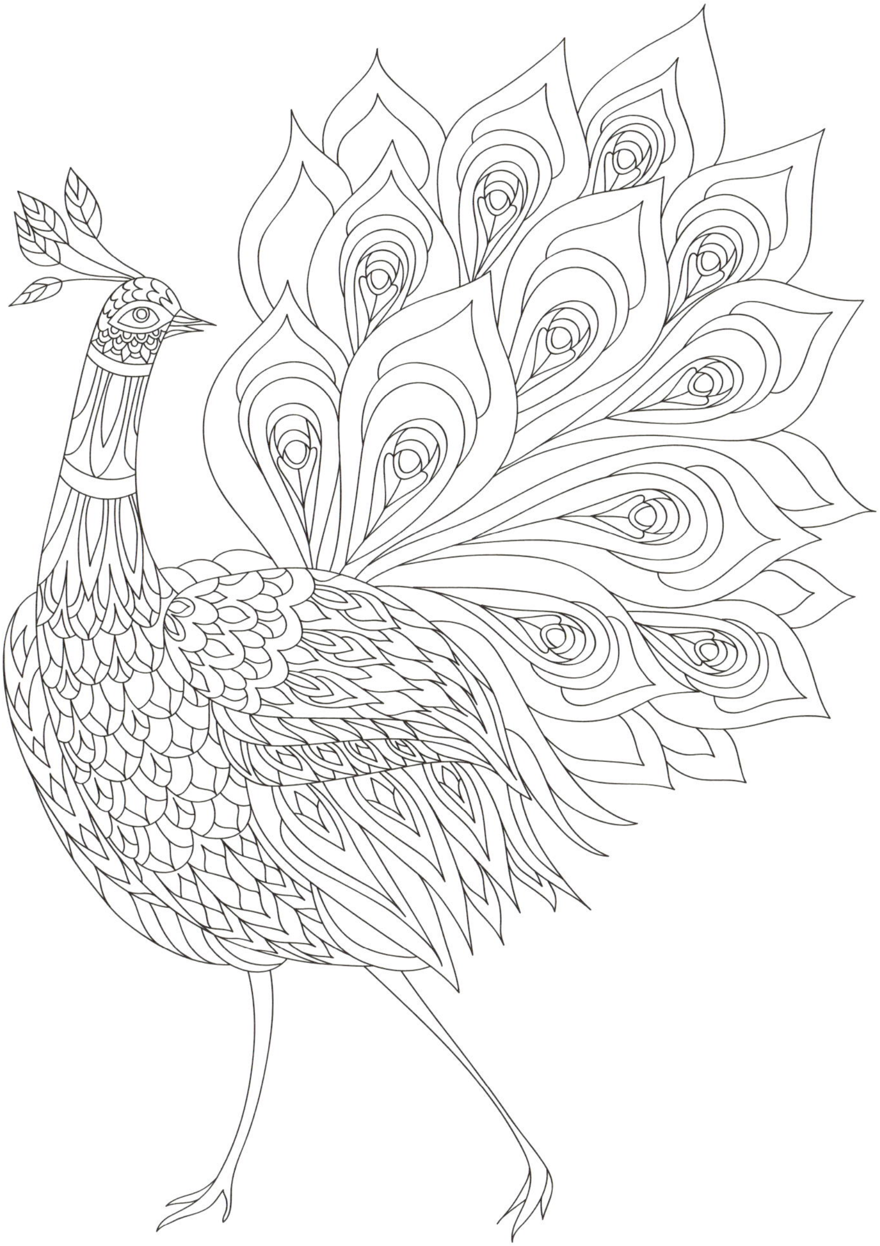

AB 4 • K

Zweifel abschütteln

Weißt du, was Zweifel oder Selbstzweifel sind? Zweifel entstehen, wenn du nicht weißt, ob eine Sache gelingt oder ob das, was du tust, gut und richtig oder falsch ist. Selbstzweifel entstehen, wenn du dir selbst nichts zutraust oder du nicht an deine Stärken glaubst. Selbstzweifel fühlen sich unangenehm an – wie nasse Anziehsachen anhaben. Wenn uns dann auch noch kalt wird, schütteln wir uns. Wir wollen diese nassen Tropfen, diese dicken Selbstzweifel, am liebsten einfach wieder abschütteln und loswerden. Wie ein Tier, dass nass geworden ist und sich trocken schüttelt.

Es gibt eine tolle Übung, die du gleich einmal ausprobieren kannst. Und so geht's, mach gleich mit!

(1) Überlege zuerst, was du für einen Selbstzweifel hast und schreibe diesen auf:

....

....

(2) Stell dich jetzt in die Mitte des Raums. Stell dich so hin, dass du dich gut schütteln kannst.

(3) Strecke deine Arme aus und denk jetzt an deinen Selbstzweifel.

(4) Jetzt schüttel dich einmal richtig durch. Von oben bis unten. Stell dir dabei vor, wie dein Zweifel dabei ganz weit von dir weg fliegt. Wie nasse Regentropfen.

(5) Wenn du willst, kannst du auch deinen Pullover oder Oberteil etwas anheben und damit etwas wedeln. So kannst du etwas Luft unter deinen Pullover lassen.

(6) Wie fühlt sich das an? Konntest du deinen Zweifel schon etwas von dir abschütteln? Wenn nicht, schüttel dich einfach noch mal eine Weile durch.
  - Erst die Finger
  - Dann die Hände
  - Dann die Arme
  - Drehe dich im Kreis

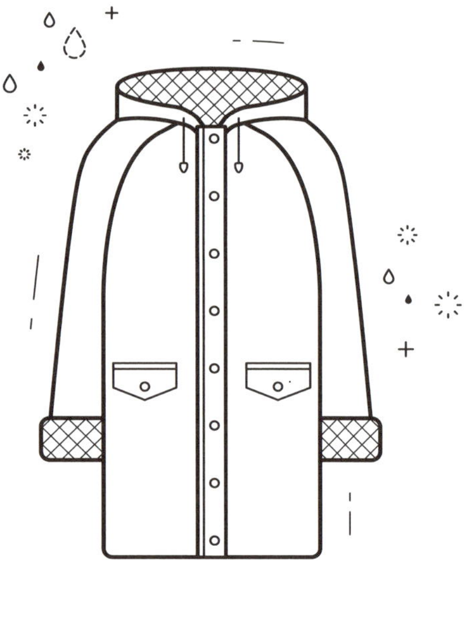

Sind jetzt alle Zweifel abgeschüttelt? Wenn nicht, fang einfach nochmal von vorne an: Die Finger, die Hände, die Arme …

AB 5 · K

Kunterbunter Obstsalat 1/2

Die meisten von uns mögen Obst. Obst ist superlecker und erfrischend. Stell dir einen leckeren Obstsalat vor. Die meisten Menschen habe eine Lieblingsfrucht. Was ist dein Lieblingsobst in einem bunten Obstsalat?

....

Bei uns Menschen ist es ganz ähnlich wie beim bunten Obstsalat: Es gibt Dinge, die wir gerne an uns mögen, und Dinge, die wir nicht ganz so gerne an uns mögen. Aber hey – nur weil uns eine Obstsorte nicht schmeckt, würden wir doch nicht gleich auf den ganzen Obstsalat verzichten! Schau mal die Obstsorten auf der nächsten Seite an.

Suche dir die leckersten Obstsorten aus und male oder schreibe einfach deine Ideen hinein oder drum herum:

- Was »magst« du besonders gerne an dir? Welche Dinge findest du besonders toll oder »lecker« an dir?
- Welche Dinge »schmecken« dir nicht so gut oder gar nicht an dir?
- Für was mögen dich andere Menschen besonders gerne?
- Und was mögen andere vielleicht nicht so gerne an dir?

Wenn du fertig bist, schreibe deinen Namen in die Mitte deines Obstsalats. All das bist du!

Und genau: Die Mischung macht`s. Die bunte Mischung macht dich aus!

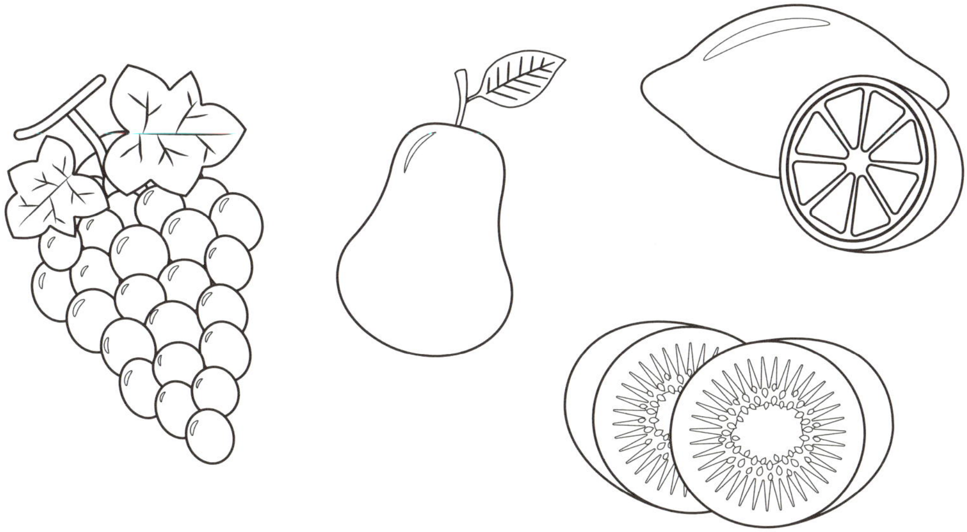

Kunterbunter Obstsalat

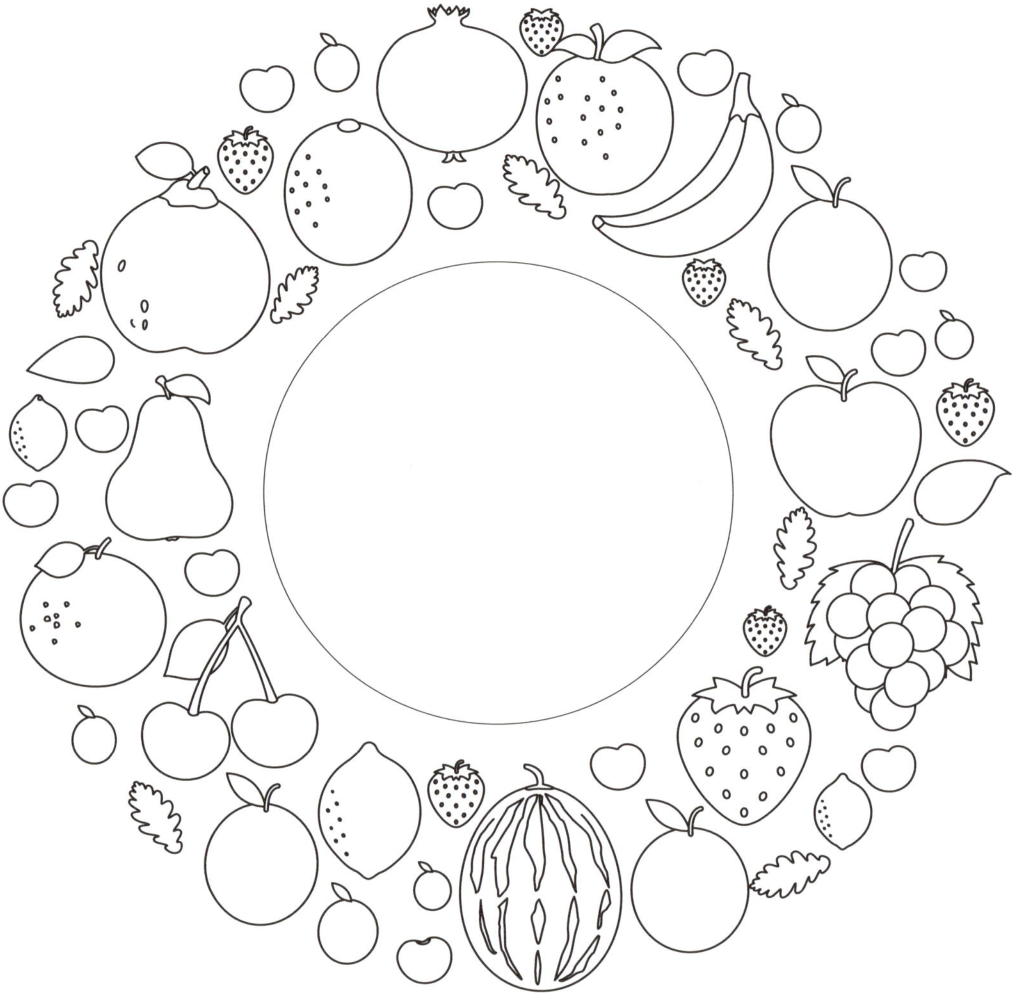

Pfützen-Grütze

Stell dir drei Pfützen vor. In jeder kannst du dich wie in einem Spiegel sehen. Jetzt hast du aber gleich drei davon!

Pfütze 1 – die anderen

In der ersten Pfütze siehst du dich so, **wie andere sich wünschen**, dass du so wärst. Wie musst du sein, damit …

- du lieb gehabt wirst?
- andere dich mögen?
- andere zufrieden mit dir sind?

Du kannst in diese Pfütze malen, wie du denkst, dass du aus Sicht der anderen sein solltest. Du kannst auch mit Worten beschreiben. Welche Gefühle und Gedanken hast du, wenn du dir dieses Bild von dir anschaust?

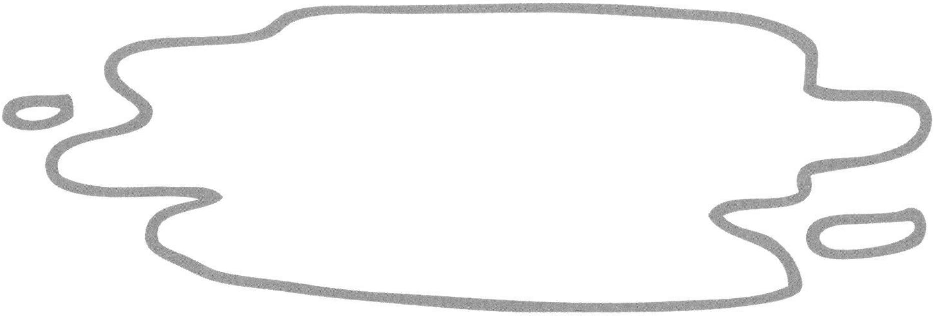

Pfütze 2 – einfach du

In der zweiten Pfütze siehst du dein Spiegelbild so, **wie du bist und wie du dich selbst siehst**. Wenn die anderen gar nicht mitreden dürfen, wie siehst du dich dann in der Pfütze?

- Was sind deine Stärken?
- Was sind deine Schwächen?
- Was gehört alles gerade zu dir?

AB 6 • K

Pfützen-Grütze

Male in diese Pfütze, wie du bist. Du kannst auch mit Worten beschreiben. Welche Gefühle und Gedanken hast du, wenn du dir dieses Bild von dir anschaust?

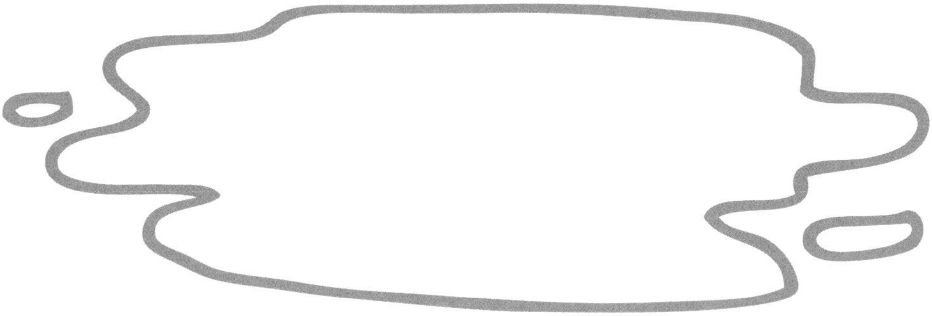

Pfütze 3 – dein Wunsch-Ich

In der dritten Pfütze siehst du dein Spiegelbild so, **wie du gerne wärst**.

- Was möchtest du gerne lernen?
- Wie möchtest du sein, wenn du älter bist?
- Gibt es Dinge, die du dir wünscht oder gerne machen willst?

Du kannst hier in diese Pfütze malen, wie du sein möchtest und was da alles dazugehört. Du kannst auch mit Worten beschreiben. Welche Gefühle und Gedanken hast du, wenn du dir dieses Bild von dir anschaust?

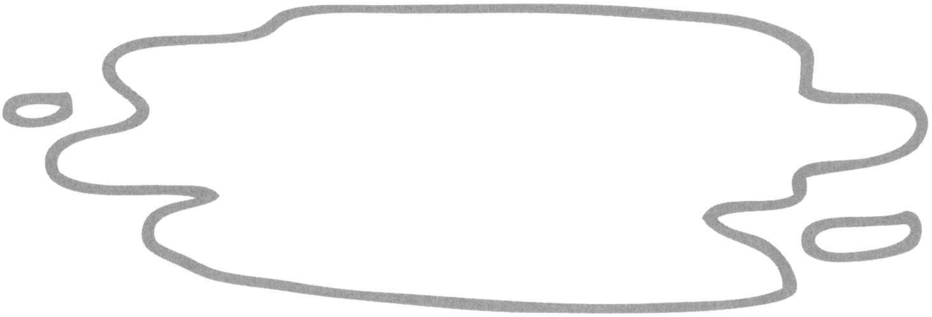

Wenn die Pfützen nicht ausreichen, kannst du für jede der drei Pfützen ein eigenes Blatt nehmen.

Selbstwert handgemacht

Der erhobene Zeigefinger kann manchmal ganz schön bedrohlich wirken. Was hast du schon einmal über dich gehört, was dich traurig gemacht hat? Was hat schon einmal jemand über dich gesagt, was dich verletzt hat? Du kannst das hier neben den erhobenen Zeigefinger schreiben oder neben das Bild malen.

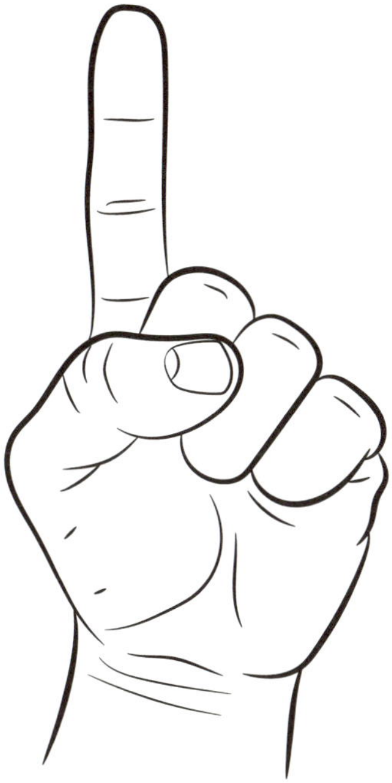

Aber eine Hand hat mehr Finger als nur den einen strengen und erhobenen Zeigefinger. Male einmal die Umrisse deiner Hand auf ein leeres Blatt. Wir gucken uns deine Finger mal genauer an.

Der Ringfinger

- Bei wem fühlst du dich richtig lieb gehabt?
- Wann merkst du, dass andere Menschen dich richtig gerne mögen?
- Wann fühlst du dich als Freund oder Freundin lieb gehabt?
- Wo in deinem Körper spürst du das? Wie fühlt sich das an?

Selbstwert handgemacht

Der Daumen

- Wann findest du dich richtig toll?
- Wann bist du super stolz auf dich? Was hast du schon alles toll gemacht?
- Hast du dir schon einmal selbst gesagt: »Tipp Topp! Daumen hoch! Das finde ich richtig klasse an mir!«
- Wo in deinem Körper spürst du das? Wie fühlt sich das an?

Der Mittelfinger

- Wann hast du dich gegen andere gewehrt?
- Hast du schon einmal andere oder dich selbst beschützt?
- Hast du dich schon einmal selbst verteidigt?
- Wo in deinem Körper spürst du das? Wie fühlt sich das an?

Der kleine Finger

- Wann hast du dich so richtig mutig gefühlt?
- Warst du schon einmal stärker, als du gedacht hast?
- Wann hast du dich nicht klein, sondern richtig groß gefühlt?
- Wo in deinem Körper spürst du das? Wie fühlt sich das an?

Der Zeigefinger: So kannst du zeigen, wie es geht!

- Wurdest du schonmal getröstet?
- Was haben andere Personen in dem Moment zu dir gesagt? Was haben andere Personen in dem Moment gemacht?
- Hast du dich auch schon einmal selbst getröstet oder andere? Wie war das?
- Gibt es heilende Worte? Gibt es Trost-Worte?

Schreib alle Erinnerungen und Gefühle in die Finger deiner Hand. Denn du hast es in der Hand! Wenn du möchtest, kannst du auch Farben benutzen oder die Erinnerungen an die Finger malen. Und wenn du magst, übe das immer mal wieder und gehe deine Hand Finger für Finger durch und zähle die einzelnen Dinge auf, wann du mutig warst, wer dich alles mag, …

Selbstwert handgemacht

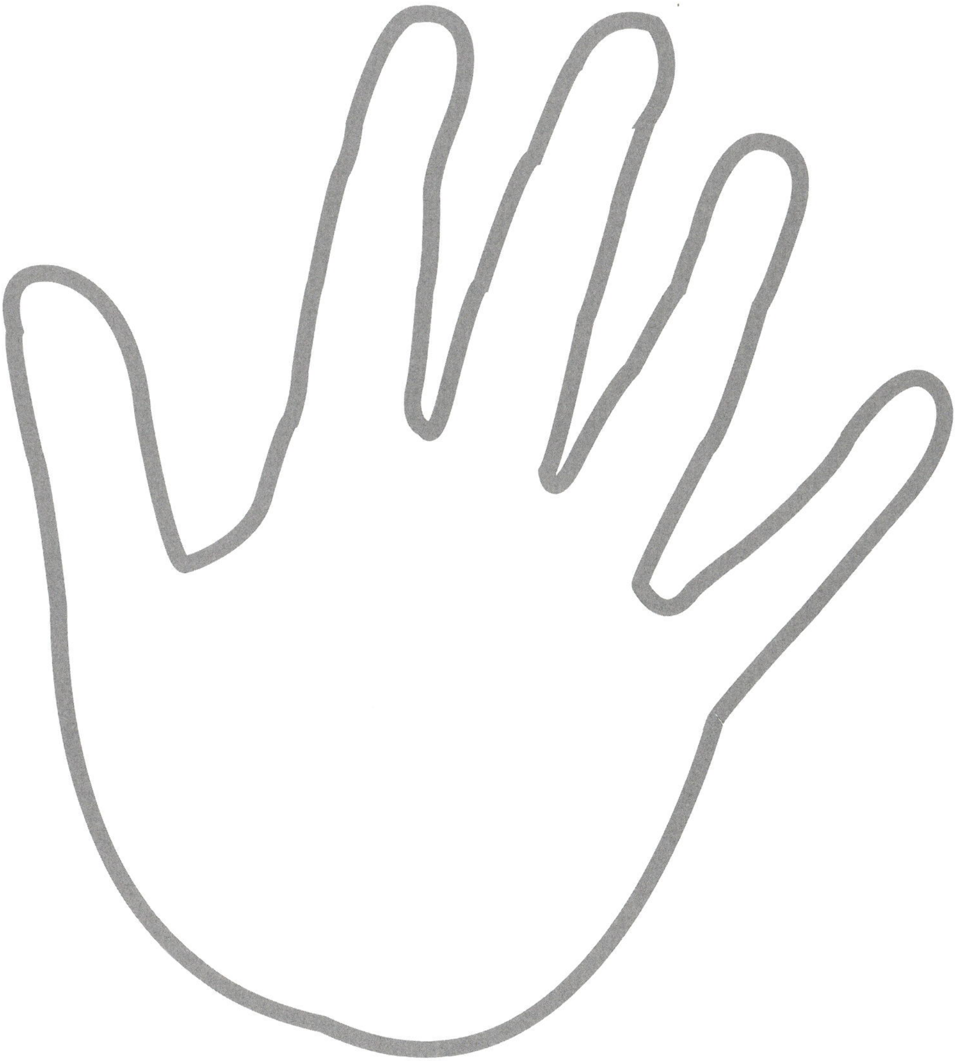

AB 8 • K

Sich selbst ein guter Freund sein 1/2

Menschen mögen es, miteinander befreundet zu sein. Manchmal gibt es auch Freundschaften zwischen Mensch und Tier. Hast du auch eine Freundschaft mit einem Tier? Was glaubst du, gehört alles zu einer wahren Freundschaft?

- ☐ Zueinander stehen
- ☐ Sich vertrauen
- ☐ Sich aus der Patsche helfen
- ☐ Sich mit dem anderen freuen
- ☐ Zusammen spielen
- ☐ Eine Geheimsprache sprechen
- ☐ Teilen
- ☐ Stolz aufeinander sein
- ☐ Anderen eine Freude bereiten
- ☐ Zusammen lachen und Blödsinn machen
- ☐ Sich entschuldigen können und sich Fehler verzeihen

Was macht deinen besten Freund zu einem besten Freund? Was macht deine beste Freundin zu einer besten Freundin?

....

....

....

....

....

Warum bist du ein bester Freund oder eine beste Freundin?

....

....

....

....

....

Sich selbst ein guter Freund sein 2/2

Was möchtest du mit dir genauso machen, wie in der Freundschaft zu deinem besten Freund oder deiner besten Freundin? Du kannst Farben, die zu deinen Freundschaftsgefühlen passen, auswählen und in die Pfote malen. Denn du kannst auch mit dir selbst gut befreundet sein! Das ist sogar sehr wichtig. Hand, – äh Pfote drauf!

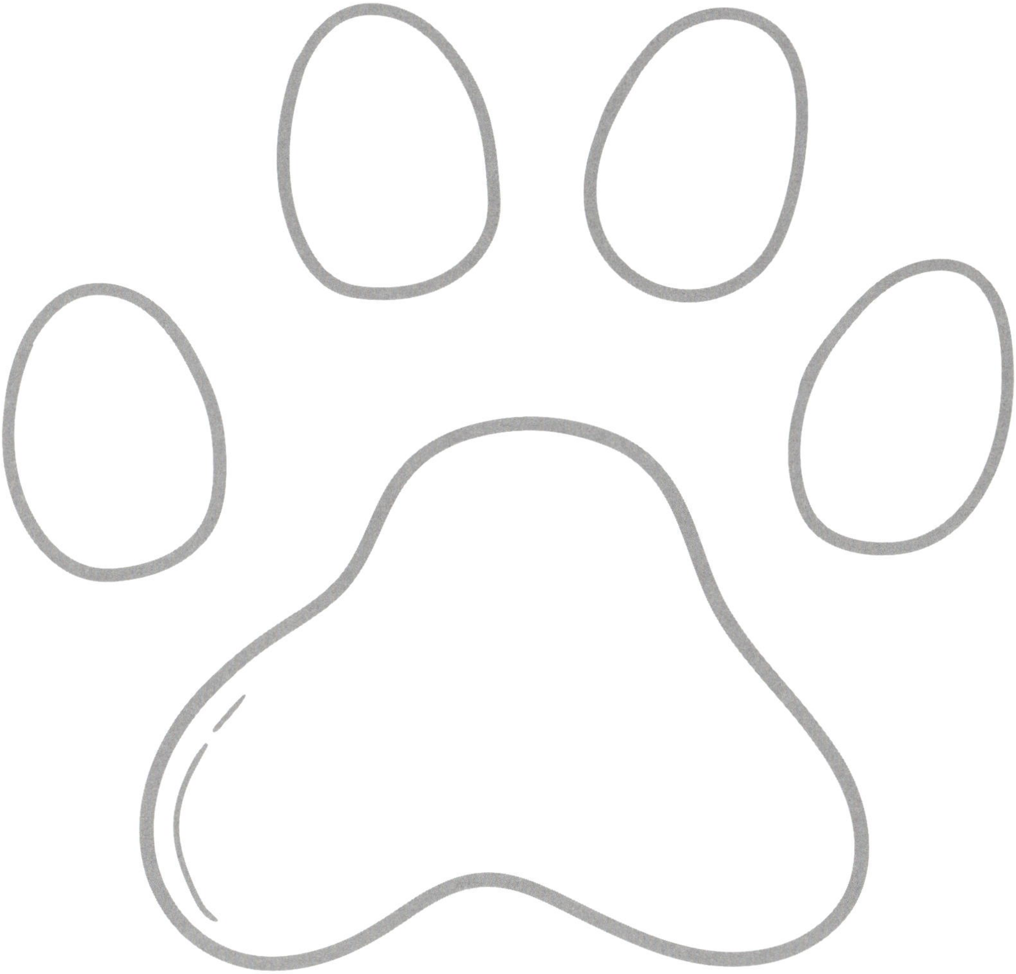

AB 9 • K

Selbstwert-Sterne bereisen

Hast du schon einmal probiert, einem Tier etwas beizubringen? Etwas neu zu lernen, kann ganz schön anstrengend sein. Aber Veränderungen sind wichtig. Sie machen das Leben oft noch viel besser und leichter!

- Welche Veränderungen wünschst du dir?
- Was steckt alles in dir, das du gerne mehr zeigen oder trainieren möchtest?

Schreib deine Wünsche direkt hier in deinen Wunsch-Stern. Du kannst den Stern so gestalten, dass er ganz genau zu dir passt.

- Welche Farben gehören zu deinem Wunsch-Stern?
- Was möchtest du an weiterem Bastelmaterial verwenden?
- Benötigt er vielleicht ein kleines Loch, damit du ihn über dein Bett hängen kannst?

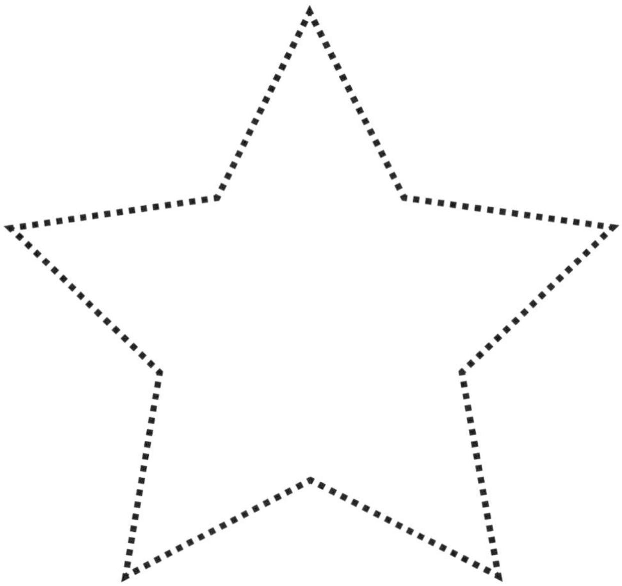

Wenn dein Selbstwert-Stern fertig ist, kannst du ihn aufhängen und hast ihn so immer im Blick! Wenn du zum Beispiel mal traurig bist, kann dein Selbstwert-Stern dir in seinen Farben ein toller Hoffnungsschimmer sein. Vielleicht malst du sogar noch einen Schweif dazu. So wird aus deinem Wunsch-Stern eine Sternschnuppe. Dann hängst du deinen Wunsch daran und er wird bestimmt wahr werden!

AB 10 · K

Sorgen wegpusten

Im Wort »Löwenzahn« steckt ein Tier. Genau – der Löwe! Ein Löwe ist mutig und wirkt nicht ängstlich. Deswegen bleibt man lieber auf Abstand. Der Löwe kann dir auch helfen, wenn du versuchen willst, deine Sorgen, Zweifel und Ängste auf Abstand zu halten.

Stell dir dafür Löwenzahn vor: Wenn er verblüht, werden daraus tolle Pusteblumen. Und jetzt stell dir vor, du könntest mit dem Mut des Löwen deine Ängste und Sorgen einfach wegpusten – wie die Schirmchen einer Pusteblume. Lass uns das gleich mal zusammen ausprobieren! Beim Pusten kannst du dir vorstellen, dass dir eine super stolze Löwen-Mähne wächst, wie bei einem richtigen Löwen. Damit kannst du dich deinen Ängsten und Sorgen noch besser stellen!

- Was sind deine Sorgen und Zweifel? Wovor hast du Angst? Was macht dir Sorgen? Du kannst sie auf oder zwischen die Schirmchen der Pusteblume schreiben oder malen.
- Welche davon möchtest du loswerden und wegpusten? Du kannst die Schirmchen jetzt ausschneiden und in deine Hand legen.
- Traust du dich, deine Sorgen jetzt einfach wegzupusten?
- Wie fühlt es sich an, wenn du deine Sorgen weggepustet hast?

Wenn du magst, nutze diesen Trick in Zukunft und stell dir vor, dass du deine Sorgen wegpusten kannst, genau wie die Löwenzahnschirmchen.

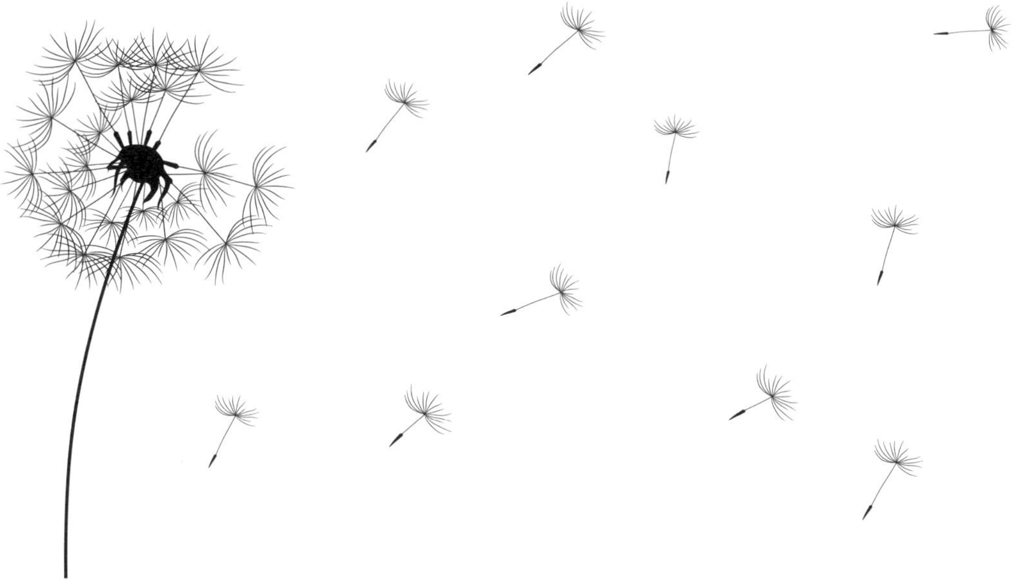

AB 11 · K

Anpassungskünste

Chamäleons sind richtig gute Tarn- und Anpassungskünstler. Sie können unterschiedlich bunte Farben annehmen, damit sie nicht auffallen! Manchmal tarnen sich Kinder auch. Sie wollen vielleicht mit ihren außergewöhnlichen Talenten oder ihrem besonderen Aussehen nicht auffallen. Sie haben Angst, beschämt zu werden. Denn wenn etwas auffällig ist, kann es auch passieren, dass sich andere über einen lustig machen. Kennst du so etwas auch?

- Warum und wann möchtest du dich am liebsten unsichtbar machen und tarnen wie ein Chamäleon?
- Was ist dir passiert, dass du dich nicht mehr zeigen möchtest, so wie du bist?

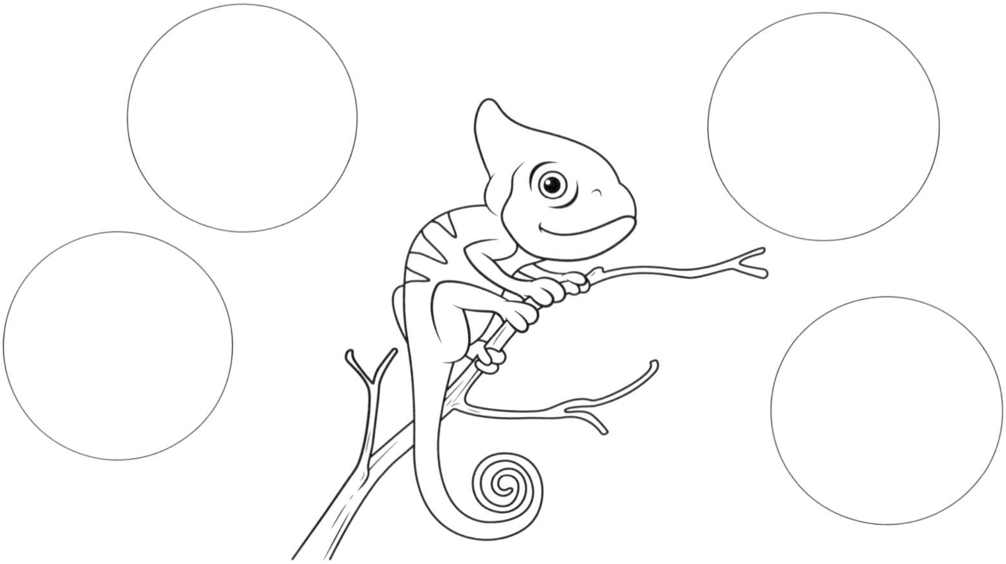

Schau mal, das Chamäleon ist noch ganz grau bzw. weiß, wie die Seite – und nicht schön bunt. Stell dir vor, was das Chamäleon braucht, um wieder ganz bunt , glücklich und sichtbar zu werden. Welche Farben soll es annehmen? Du kannst die Kreise um das Chamäleon in diesen Farben ausmalen. Du kannst deine Gedanken in die Kreise schreiben oder das Chamäleon direkt bunt ausmalen.

- Welche Gedanken, Ereignisse oder guten Gefühle verbindest du mit diesen Farben?
- An was willst du heute mal denken, damit deine Stimmung wieder richtig bunt wird?

Färbt es auch auf dich ab? Nutze in Zukunft den Chamäleontrick, um deine Stimmung von grau auf bunt zu ändern.

AB 12 · K

Bauchgefühle

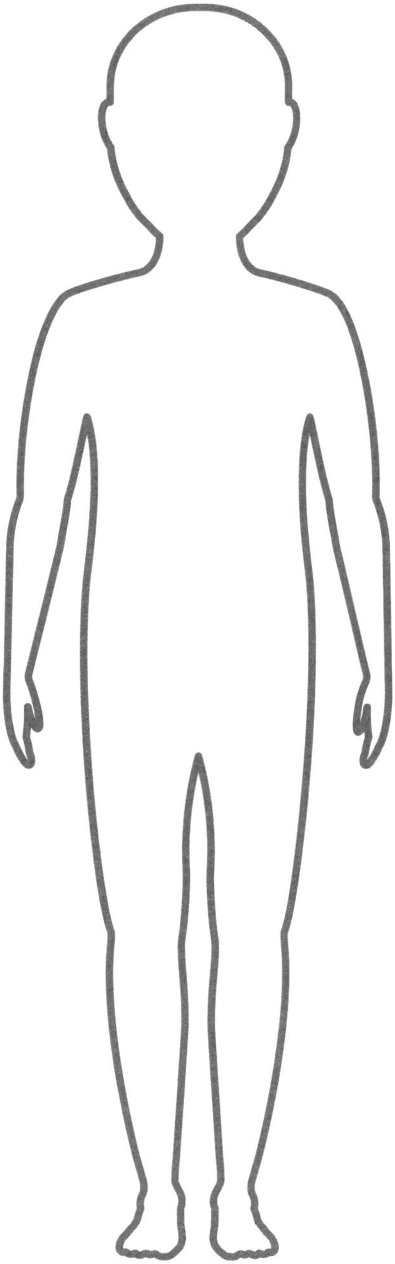

Für Menschen ist es wichtig, von anderen gemocht zu werden. Wenn sich Menschen über uns lustig machen, uns nicht ernst nehmen oder sogar abwerten, dann kann das ganz schön wehtun. Hast du so etwas auch schon erlebt? Dann hast du bestimmt auch gemerkt, dass deine Gefühle wie Antennen sein können.

- Mag dich eine andere Person, dann fühlt sich das oft warm und entspannt im Bauch an.
- Mag dich eine andere Person nicht, dann fühlt man sich schnell unwohl oder traurig. Dein Bauchgefühl sagt dir: »Achtung, hier stimmt etwas nicht.« Und das spürst du vielleicht in deinem Bauch, wie einen Stein oder ein hartes Gefühl.

Dass andere dich gerne haben, kannst du nicht erzwingen. Aber du kannst dafür sorgen, dass du dich trotzdem wieder entspannt und warm fühlen kannst, wenn du blöde Erfahrungen mit anderen Menschen machst.

- Welche Dinge kannst du tun, damit dein Bauchgefühl kein »Bauchweh-Gefühl« bleibt?
- Welche Erinnerungen geben dir ein warmes Gefühl?
- Welche Menschen geben dir Kraft?
- Welche Dinge machen dir Spaß (zum Beispiel Lieblingslieder hören, Lieblingsbücher lesen)?

Du kannst diese Dinge, die dir Spaß machen, hier in den Bauch schreiben. Er kann dir so ein richtig schönes Bauchgefühl machen!

AB 13 · **K**

Innere Farbtöpfe

Tiere gibt es in den unterschiedlichsten Farben. Der Elefant ist grau, die Giraffe gelbbraun gemustert, der Tiger orange-schwarz gestreift und das Chamäleon? Ja, da wird es etwas schwieriger. Chamäleons sind echte Farbkünstler!

Stell dir mal vor, dass auch du innen drin aus lauter bunten Farben bestehst – für all deine bunten Gedanken und Gefühle. Lass uns mal schauen, was wir für ein buntes Bild von dir bekommen, wenn wir uns dein Inneres anschauen.

Um es dir leichter zu machen, sind hier vier Farbtöpfe für dich vorbereitet. Außerdem findest du passende Fragen zu den einzelnen Farbtöpfen. Wähle eine Farbe für jeden Farbtopf und male dann die Farbtöpfe damit aus, so kannst du ganz leicht herausfinden, wie bunt es in dir aussieht. Wenn du magst, kannst du natürlich auch gleich weitermachen und mit deinen Farbtopffarben ein tolles buntes Bild von deinem Inneren malen.

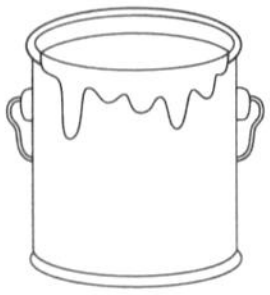

Farbtopf 1: Sich selbst annehmen

- Womit bist du zufrieden?
- Was magst du an dir?
- Was ist toll an dir?

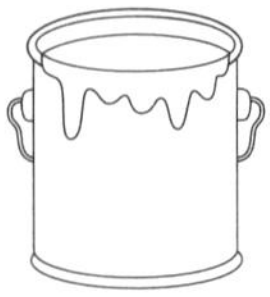

Farbtopf 2: Sich selbst vertrauen

- Was kannst du gut?
- Was hast du schon geschafft und was willst du noch schaffen?
- Wo hast du dir viel Mühe gegeben?

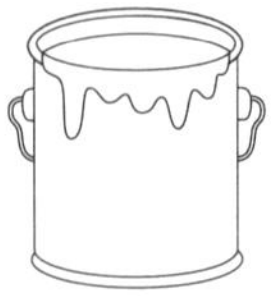

Farbtopf 3: Mit anderen Menschen freundlich umgehen

- Wie haben dir andere schon gezeigt, dass sie dich mögen?
- Wobei hast du anderen schon geholfen?
- Wie zeigst du anderen, dass du sie magst?

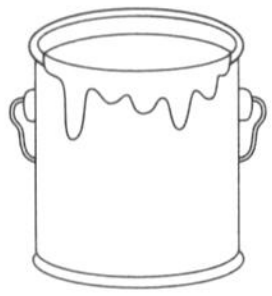

Farbtopf 4: Mit anderen zusammen sein

- Welche Freundinnen und Freunde hast du ganz besonders gerne?
- Was magst du besonders an deiner Familie oder an Menschen, die du gerne magst?
- Auf wen kannst du dich immer verlassen?

Wenn du Lust hast, schneide die Bilder aus und häng sie dir so auf, dass sie dich durch ihre Farben immer wieder daran erinnern, wie bunt es in dir aussieht!

Wasserfarben-Narben 1/2

Kinder können mal hinfallen und sich verletzen. Ist dir das auch schon passiert? Wenn die Wunde verheilt ist, wird die Verletzung wieder unsichtbar. Wenn die Verletzung tiefer oder größer ist, bleibt manchmal aber etwas davon zurück, sichtbar. Es bleibt ein Narbe. Narben können uns an ein schlimmes Erlebnis oder eine schlimme Zeit erinnern. Falls du auch eine solche sichtbare oder unsichtbare Narbe hast, dann lass uns heute deiner Narbe den Schrecken nehmen und sie zu einem Zeichen von Mut und Tapferkeit machen! Wenn du Lust hast, kannst du dir dazu auch ein Tapferkeitsarmband basteln.

Welche Erfahrungen haben dich stark gemacht oder haben dir Mut gegeben?

Meine Familie hat mir so geholfen: ....

....

....

Meine Freundinnen und Freunde haben das für mich gemacht: ....

....

....

Andere Personen, wie zum Beispiel ...., haben mich unterstützt mit:

....

....

Mit diesem Essen habe ich mich gestärkt: ....

....

....

Durch dieses Lied habe ich Mut bekommen: ....

....

....

Wasserfarben-Narben

Ich war besonders mutig, indem ich: ....

....

....

Das hat mich am meisten getröstet: ....

....

....

Das ist die Geschichte hinter meiner Narbe / meiner Verletzung: ....

....

....

Das hat mich auch ein bisschen stolz auf mich selbst gemacht: ....

....

....

Du kannst das Armband auf diesem Arbeitsblatt nutzen. Es wird dein Mut- und Tapferkeitsarmband! Wenn du magst, kannst du es ausmalen. Und wenn du Zeit hast, kannst du dir genau in diesen Farben ein echtes Armband flechten! Leg gleich los!

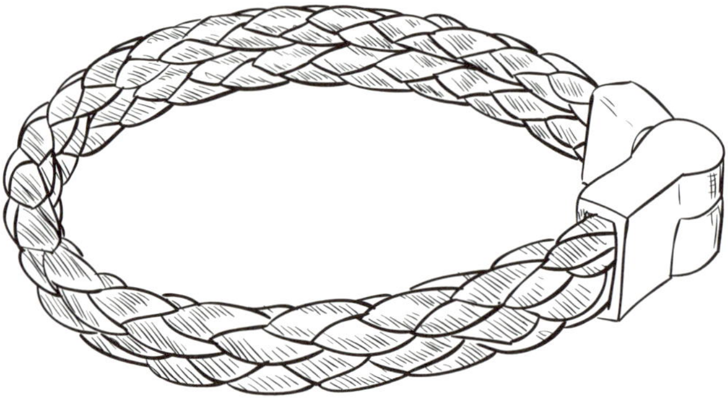

AB 15 · K

Popel-Gedanken wegschnippen

Tiger haben eine feine Nase und können alles sehr gut riechen. Ob Tiger auch Popel in ihrer Nase haben können? Gestreifte Tiger-Popel? Findest du den Gedanken lustig?

Sag mal, hast du manchmal auch richtig blöde Gedanken über dich selbst? Solche blöden Gedanken fühlen sich eher wie riesengroße Popel in deiner Nase an, oder? Wenn du die Nase voller Popel hast, kannst du gar nicht richtig durchatmen.

- ▶ Lass uns mal alle deine blöden Gedanken über dich in die Kästen unten schreiben.
- ▶ Hast du alles aufgeschrieben, was du Blödes über dich selbst denkst? Dann schneide sie alle aus und knülle sie zusammen, sodass sie aussehen wie richtige Papier-Popel.
- ▶ Eigentlich gehören Popel in Taschentücher, aber heute machen wir mal etwas, was Erwachsene nicht so gerne sehen: Wir legen die Papier-Popel auf unsere Handfläche und schnippen diese blöden Popelgedanken einfach weg. Gute Idee? Auf geht's!

Hast du alle weggeschnippt? Wie fühlt sich das an, so ganz ohne blöde popelige Gedanken? Wenn du das nächste Mal wieder merkst, dass sich so ein blöder Popel-Gedanke in deiner Nase festsetzen will, dann erinnere dich an diese Übung und schnipp den blöden Popel-Gedanken einfach weg!

AB 16 · K

Volle Kanne gute Gefühle

Wasser ist für Tiere, Menschen und Pflanzen wichtig. Hast du schon mal eine trockene Pflanze gegossen? Was ist passiert, nachdem du ihr Wasser gegeben hast? Hat sie wieder geblüht und waren ihre Blätter nicht mehr schlapp? Menschen brauchen aber noch mehr als Wasser und das gilt natürlich auch für dich! Du brauchst zum Beispiel gute Gedanken und tolle Erlebnisse, um dich gut zu fühlen und nicht schlapp zu sein.

Stell dir vor, dass du wie eine Blume bist. Aber statt mit Wasser wie bei der Blume, musst du immer wieder mit guten, lustigen Momenten und tollen Erlebnissen gegossen werden. Die Gießkanne hier ist eine Zaubergießkanne. Stell dir vor, wie deine guten, bunten Gedanken und Gefühle dann wie schöne Blumen in dir wachsen.

Was steckt alles in deiner Zaubergießkanne?

- Gibt es ein Hobby, das du gerne machst? Was machst du am liebsten?
- Welche Menschen haben dich gern?
- Wann fühlst du dich rundum glücklich und warum?
- Was kannst du wirklich gut und was willst du noch besser können?

Schreib alles, was dir Gutes einfällt, neben oder auf die Zaubergießkanne. So können gute Gedanken und Gefühle in dir wachsen und immer größer werden.

Anti-Zweifel-Spray

Hast du schon einmal von »Selbstwert-KLAU-Monstern« gehört? Selbswert-KLAU-Monster sind kleine Monster, die versuchen, Kindern ein schlechtes Gefühl über sich selbst zu machen. Sie klauen einem nämlich die guten Gedanken über sich selbst, gute Gefühle wie Stolz und Freude und Erinnerungen, mit denen man sich super gut fühlt. Das Doofe ist, dass diese KLAU-Monster ziemlich anhänglich sind.

Kennst du solche Gute-Gedanken- und Gute-Gefühle-KLAU-Monster auch? Und willst du diese KLAU-Monster auch gerne wieder loswerden? Um diese KLAU-Monster wieder loszuwerden, brauchst du ein paar Dinge:

- Eine mutige Körperhaltung: Wie siehst du aus, wenn du dir nichts mehr gefallen lässt?
- Einen Abstand zwischen dir und den KLAU-Monstern: Welche Armbewegung kannst du machen, die den KLAU-Monstern zeigt: »Bis hierhin und nicht weiter!«
- Eine starke Stimme und starke Worte: Wie müsste deine Stimme klingen und was würdest du sagen, um die KLAU-Monster dahin zu schicken, wo sie hergekommen sind?

Hast du Lust, deine Selbstwert-KLAU-Monster zu vertreiben?
Gehe in deine mutigste Körperhaltung mit deiner Abstandsarmbewegung und sag mit starker, mutiger Stimme einen tollen KLAU-Monster-Vertreibespruch. Du kannst ihn in die Sprechblase schreiben!

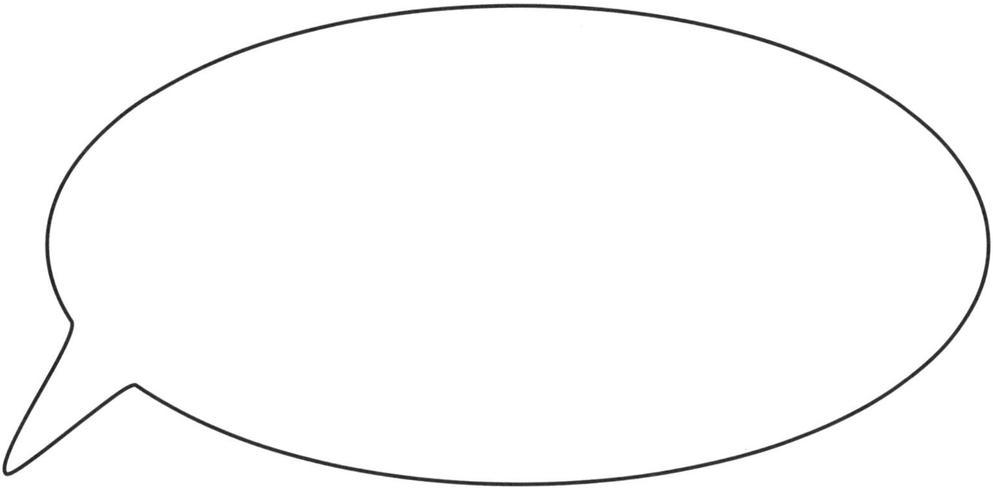

AB 17 · K

Anti-Zweifel-Spray 2/2

Wenn das noch nicht ausreicht, kannst du auch ein Wasserspray nehmen und die KLAU-Monster damit in die Flucht schlagen. Das funktioniert so ähnlich wie ein Mückenspray.

Nimm dazu eine leere Sprühflasche, tue Wasser und 2–3 Spritzer Lavendelöl oder einen anderen schönen Duft hinein. Du kannst auf die Sprühflasche auch ein cooles Schild basteln, dann weiß jede Person und jedes Monster sofort Bescheid, dass es sich um ein Anti-Zweifel-Spray handelt. Dafür kannst du diese Zweifel-Monster ausmalen, ausschneiden und auf das Anti-Zweifel-Spray kleben. So können die lästigen Zweifel nicht mehr an deinem Selbstwert nagen.

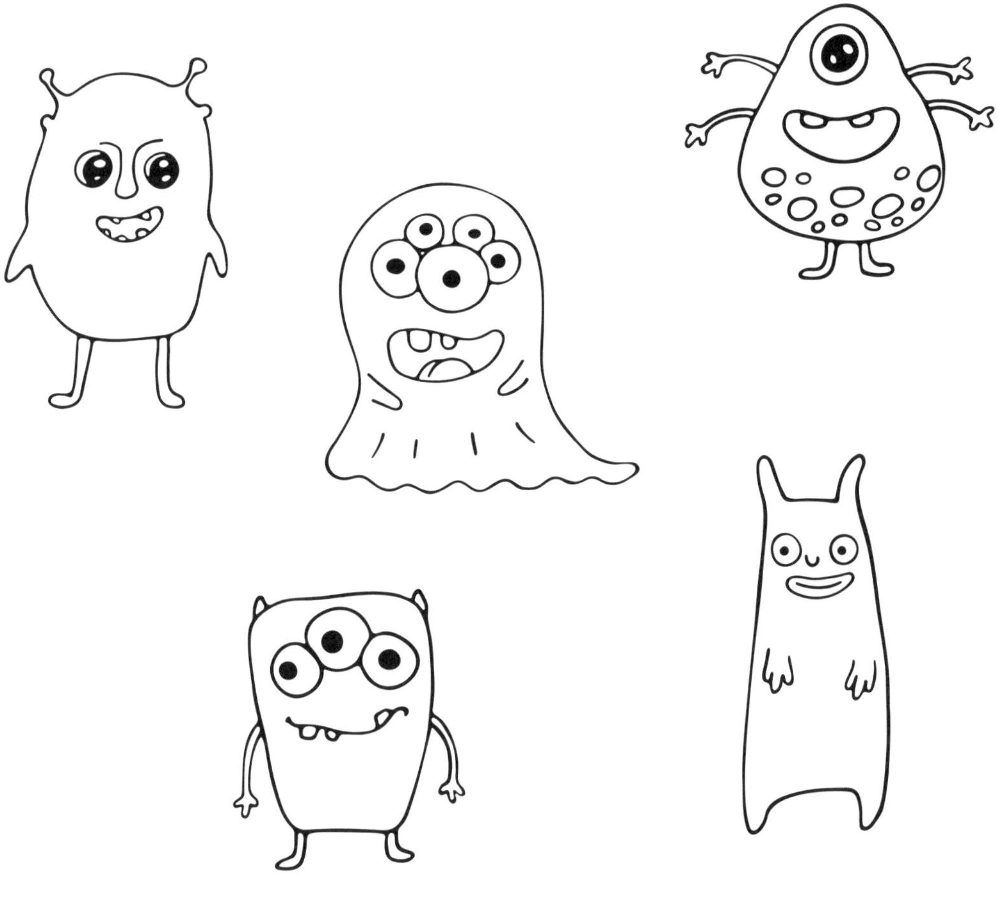

Sich selbst Mut machen

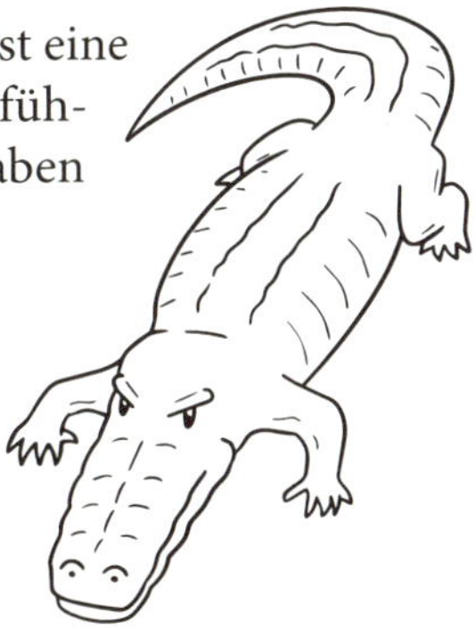

Weißt du, was eine Herausforderung ist? Eine Herausforderung ist eine Aufgabe oder Situation, die sehr schwierig ist. Sie kann sich so anfühlen, als würde man versuchen, einen großen Fluss oder einen Graben zu überqueren.

Was passiert, wenn man eine Herausforderung vor sich hat?

Wenn du dich selber klein redest, dich abwertest oder dich nur auf die Dinge konzentrierst, die du nicht kannst, ist es meistens schwerer, deine Ziele zu erreichen. Kennst du solche Gedanken auch, die sich dir wie Krokodile in den Weg stellen?

Hier siehst du ein solches »Krokodil«. Schreibe die Gedanken oder Gefühle, die dir wie Krokodile Angst machen und den Weg versperren, auf. Was hält dich auf, um an dein Ziel zu kommen? Was steht dir im Weg?

▶ »Ich kann das nicht!«	▶ ....
▶ »Ich schaffe das nicht!«	▶ ....
▶ »Ich bin nichts wert!«	▶ ....

Über einen tiefen Fluss oder Graben mit Krokodilen kommen wir am besten, wenn wir Brücken bauen. In diesem Fall kann es aber keine Brücke aus Beton oder Stahl sein. Nein, hier brauchen wir eine Brücke aus guten Gedanken. Gute Gedanken über dich selbst!

Welche gute Gedanken hast du über dich selbst? Welche eignen sich besonders gut, wenn du dir selber Mut machen willst? Welche guten Gedanken sind hilfreich, damit du deine Ziele erreichst? Mit welchen guten Gedanken überquerst du am besten den Fluss?

▶ »Ich bin mutig!«	▶ ....
▶ »Ich kann das schaffen!«	▶ ....
▶ »Ich weiß, dass ich meine Aufgabe gut mache!«	▶ ....

AB 18 · K

Sich selbst Mut machen 2/2

Du kannst deine Ideen auf die Bretter der Hängebrücke schreiben oder malen. Sie helfen dir, dass du an dein Ziel kommst – Schritt für Schritt. Die guten Gedanken können dir Sicherheit und Kraft geben, dass du da ankommst, wo du hin möchtest!

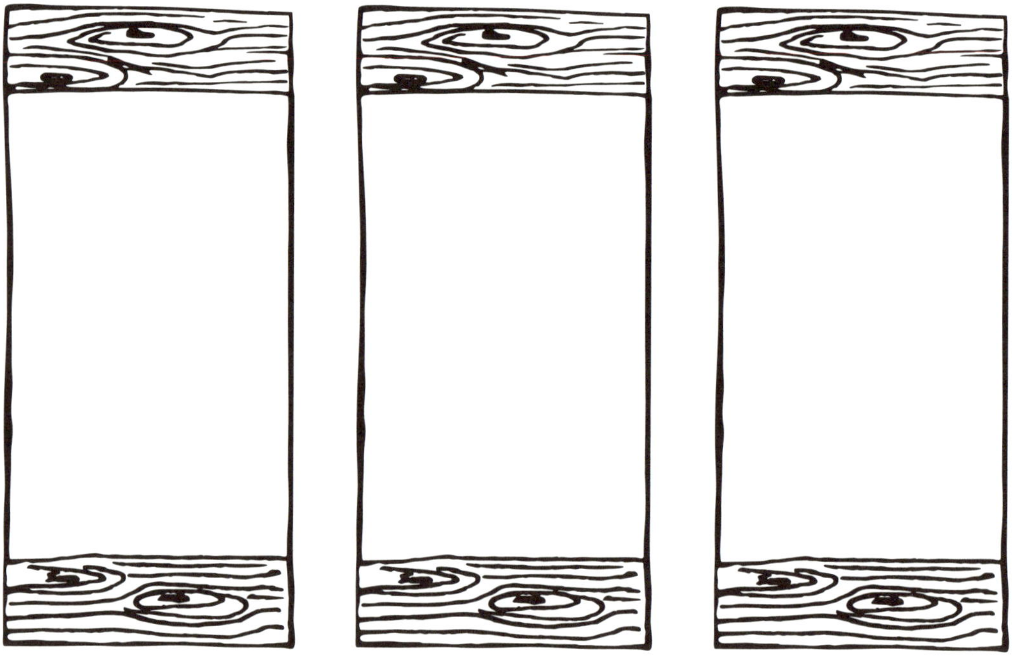

AB 19 · K

Selbstwertschutz

Elefanten sind groß und haben mächtige Stoßzähne. Klar, dass man vor ihnen Respekt hat und vorsichtig mit ihnen umgeht. Natürlich bist du nicht so groß wie ein Elefant und du hast auch keine Stoßzähne, aber überleg mal: Was wünschst du dir, wie dich andere behandeln sollen? Wie sollen andere mit dir umgehen? Und warum sollen andere Menschen dich mit Respekt behandeln?

Du kannst alle guten Gründe und Gedanken in die Blase des Elefanten malen oder schreiben, die dir besonders gut gefallen. Der Elefant steht dabei voll und ganz an deiner Seite! Du kannst sie auch um den Elefanten herum oder auf die Rückseite des Blattes schreiben.

- »Ich habe Schutz und Sicherheit verdient!«
- »Ich bin wertvoll.«
- »Es ist wichtig, dass mich andere gut behandeln und nett zu mir sind.«
- »Menschen haben mich gern.«
- »Ich bin ein guter Freund oder eine gute Freundin.«
- »Ich tue Gutes.«

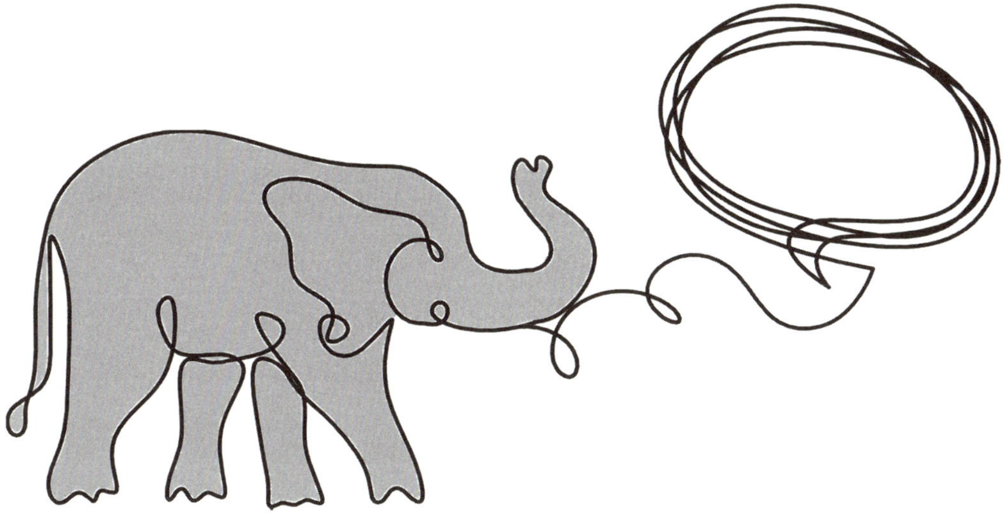

AB 20 · K

Platz für gute Gefühle

Manchmal fühlst du dich richtig gut und du bist glücklich. Stell dir diese tollen Gefühle mal vor wie einen bunt blühenden Garten. Manchmal fühlst du dich aber auch nicht gut und du hast ganz blöde Gedanken über dich. Das ist dann wie Unkraut in deinem Garten.

- Wann hast du schon mal an dir gezweifelt?
- Wann hast du das letzte Mal gedacht »Das war echt blöd von mir!«?

Kennst du den »grünen Daumen« ? Erwachsene sagen, dass Menschen, die ein Händchen für Pflanzen und Blumen haben, einen »grünen Daumen« haben. Wie grün ist dein Daumen?

Du kannst deinen grünen Daumen und die grünen Daumen von deinen Lieblingsmenschen jetzt gut gebrauchen. Denn deine guten Gedanken über dich selbst brauchen manchmal Hilfe, damit sie gut wachsen und stark werden können – wie eine zarte Kletterpflanze, die ein Gitter und Stäbe braucht, damit sie daran hochklettern und blühen kann.

Kennst du gute Gärtner oder Gärtnerinnen, die du um Hilfe bitten kannst? Wir brauchen für deine Gitterwand nämlich viele hilfreiche und stärkende Gedanken von anderen über dich, damit deine Gedanken richtig Lust bekommen, zu guten Gedanken über dich selbst zu wachsen und dann an der Wand hochklettern können.

Wer hat dir schon einmal etwas Schönes gesagt, über das du dich gefreut hast? Kann die Person dir diesen Satz vielleicht noch einmal zu dem Bild der Pflanze schreiben? So haben Unkraut-Gedanken keinen Platz mehr in deinem Klettergarten!

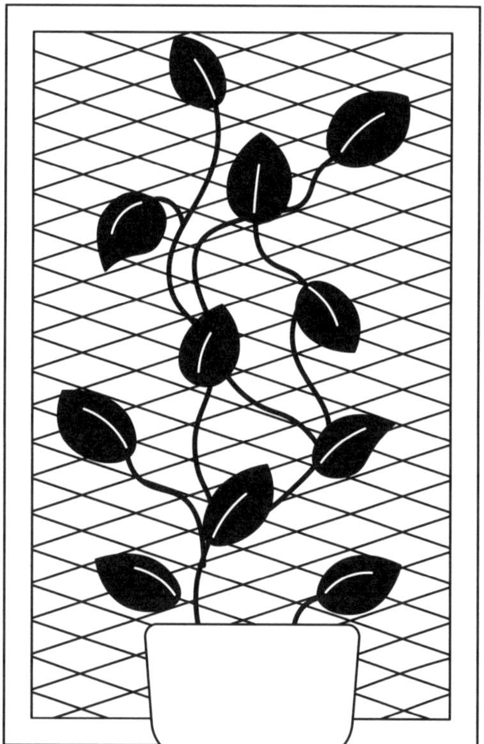

AB 21 · K

Stärken-Memo

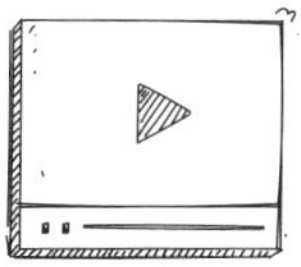

Es gibt Menschen, die haben ein Gedächtnis wie ein Elefant! Das heißt, sie können sich vieles sehr gut merken und vergessen fast nichts. Kannst du dir auch viele Dinge merken? Manche Menschen haben nicht so ein gutes Gedächtnis, vor allem, wenn es um ihre Stärken geht und das, was sie so besonders macht! Vergisst du manchmal auch das Gute viel zu schnell? Und die blöden Gefühle und Erfahrungen kommen immer wieder in deinen Kopf?

Lass uns ein Memo aufnehmen – ein richtiges Stärken-Memo! Das kannst du dir abends vor dem Einschlafen anhören. Denn Dinge, die wir vor dem Einschlafen gehört haben, kann unser Gehirn sehr gut speichern! Du kannst hier erstmal planen, was du gerne aufnehmen möchtest:

»Mein Name ist ………………………………………… und ich bin …… Jahre alt.

Ich kann ziemlich gut …………………………………………………………… .

Ich kann noch mehr gut, zum Beispiel auch ………………………………………… .

Am liebsten bin ich mit …………………… und …………………… zusammen.

Sie mögen mich, weil …………………………………………………………… .

Diese Personen haben ich sehr lieb: ……………………………………………… .

Besonders gut an mir selbst finde ich, dass ich ……………………………………

……………………………………………………………………………………

Wenn ich einen Tag noch einmal erleben könnte, dann den Tag, an dem ……………

……………………………………………………………………………………

Wenn ich Dinge gut gemacht habe, dann kann ich mir sagen: ……………………

……………………………………………………………………………………

Wenn ich Dinge nicht gut gemacht habe, dann kann ich mir sagen: ………………

……………………………………………………………………………………

Wenn ich mal groß bin, dann werde ich: ……………………………………… .

……………………………………………………………………………………

Mein glücklichster Tag war als: ……………………………………………… .

Wenn ich über mich nachdenke, dann finde ich mich ziemlich …………………… .«

AB 22 · K

Vielen Dank für die Blumen

Komplimente annehmen, fällt manchmal ganz schön schwer. Was hast du alles schon Tolles von anderen gesagt bekommen? Schreibe oder male es in oder neben die einzelnen Blumen und male sie bunt an. Lass sie richtig schön blühen! So hast du einen richtig tollen Komplimente-Blumenstrauß.

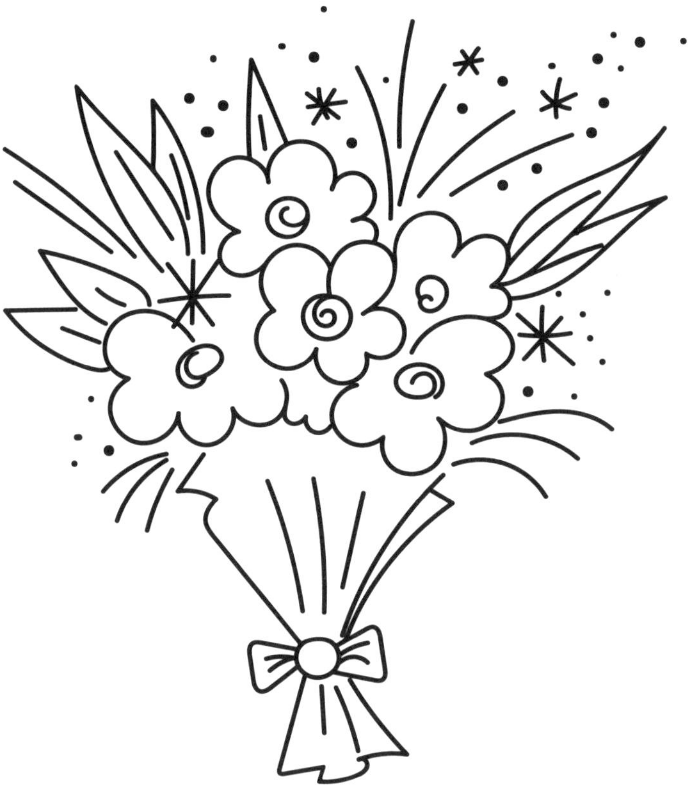

Was manchmal noch schwieriger ist: Sich selbst Komplimente zu machen!

Hast du eine Idee, was du dir selbst für ein Kompliment machen könntest? Du kannst dafür auch die Blumentüte ausmalen oder dein Kompliment an dich selbst in eine der Blumen malen oder schreiben.

Denn wenn du dich selbst auch ein bisschen magst, hält das deinen Komplimente-Blumenstrauß richtig gut zusammen! Leg gleich los!

AB 23 · K

Schutz-Erinnerung

Kleine Tierbabys sind auf große Tiere angewiesen. Sie geben ihnen Schutz, Wärme und Sicherheit. Kinder brauchen auch Schutz, Wärme und Sicherheit. Wer gibt dir Sicherheit und Schutz?

(1) Denk einmal ganz fest bei dieser Übung an diesen Menschen, den du so lieb hast und der dich so lieb hat.

(2) Nutze die Vorlage der beiden Kreise. Male sie auf ein Stück Pappe. Schneide den großen Kreis aus. Danach schneide den Innenkreis aus, sodass du wie durch einen Ring gucken kannst.

(3) Dasselbe machst du auch bei dem anderen Kreis, sodass du auch hier wie durch einen Ring gucken kannst. Lege die beiden Ringe dann übereinander.

(4) Nimm nun deine Lieblingswolle und schneide sieben gleichlange Fäden ab. Jeder Faden sollte ungefähr 2 Meter lang sein. Dabei hilft dir sicher auch ein Erwachsener.

(5) Jetzt kannst du anfangen, die Fäden um den Rand der Kreise zu legen. Am einfachsten ist es, wenn du mit der einen Hand das Wollende festhältst.

(6) Wickel jetzt die Wolle gleichmäßig um die Ringe. Wenn du den Ring nicht mehr sehen kannst, dann wickle einfach weiter. Wenn du keine Fäden mehr hast, schneide einfach noch einmal Wolle ab und wickel weiter.

(7) Wenn das Loch in der Mitte deines Rings ganz klein wird, hast du es fast geschafft. Mach das Loch so klein wie möglich.

(8) Jetzt nimmst du eine Schere und schneidest die Fäden am Rand durch, bis du auf die Pappe stößt. Mach das so lange, bis du einmal ganz um die Ringe herum geschnitten hast.

(9) Nimm jetzt einen doppelten Faden aus Wolle und führe ihn zwischen den Pappen herum. Mach einen festen Knoten! Schneide jetzt die Pappe durch und nimm sie heraus.

Super, jetzt hast du einen richtigen Schutz-Bommel! Wie fühlt sich dein Schutz-Bommel an? Er kann dich daran erinnern, dass dich jemand lieb hat und mag, ganz genauso wie du bist. Und dass du für diesen Menschen sehr wertvoll bist.

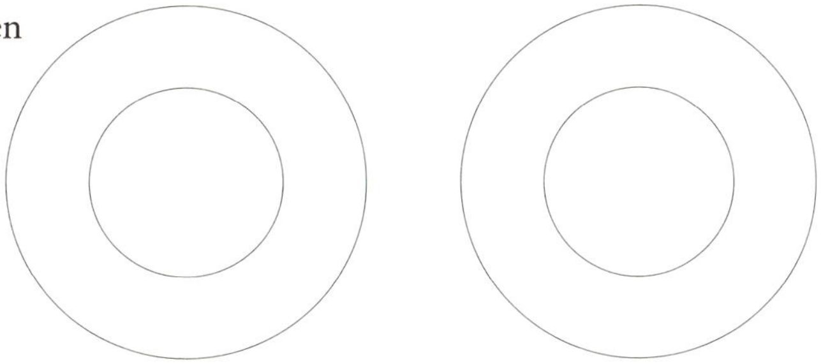

AB 24 · K

Selbstwert-Fresserchen 1/2

Hast du schon einmal von sogenannten Selbstwert-Fresserchen gehört? Das sind kleine Wesen, die sich gerne an guten Gedanken und Gefühlen von Kindern satt essen. Wenn wir uns mies fühlen oder wir uns gar nicht lieb gehabt fühlen, dann kommen sie aus ihren Höhlen und essen die Glücksgefühle, die man eigentlich zu sich selbst hat, auf. Wenn Kinder dann auch noch zweifeln und traurig werden, ist das Selbstwert-Fresserchen richtig hungrig. Zweifel an sich sind so lecker wie deine Leibspeise.

- ▶ Wann zweifelst du an dir selbst?
- ▶ Mit welchen Zweifeln und Sorgen über dich selbst fütterst du die Selbstwert-Fresserchen? Schreibe oder male mal all deine Zweifel und Sorgen hier auf:

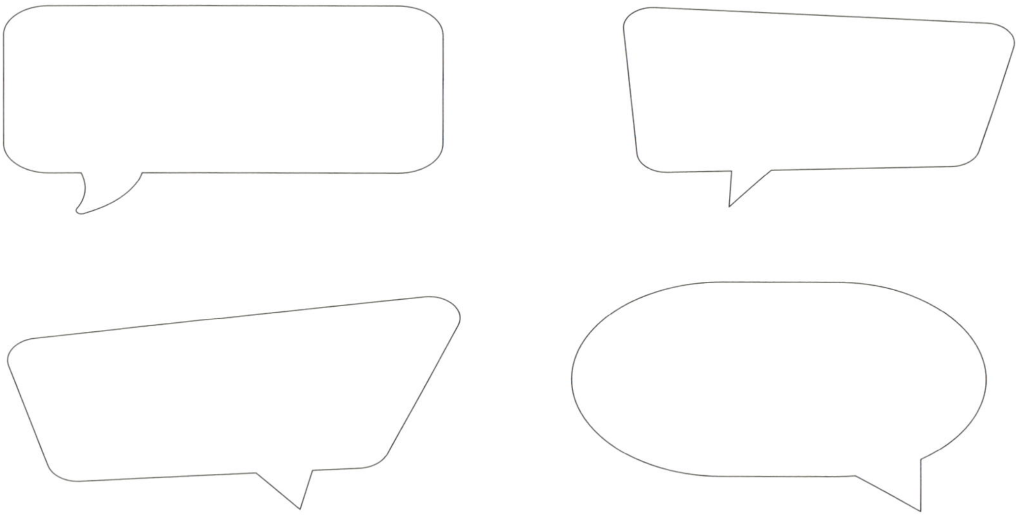

STOPP jetzt mit den ganzen Selbstzweifeln und miesen Gedanken. Jetzt schließen wir sie weg! Das geht so:

(1) Schneide deine Zweifel und Sorgen aus den Sprechblasen aus.

(2) Jetzt klebst du deine ganzen Zweifel und Sorgen in die Box auf der nächsten Seite.

(3) Was passiert?

Genau – beim nächsten Mal suchen die Selbstwert-Fresserchen wieder nach deinen Selbstzweifeln, aber sie finden sie nicht mehr in deinen Gedanken und in deinem Kopf. Sie werden nun von der Box angelockt. In der Box können sie sich austoben und sattfressen.

AB 24 · K

Selbstwert-Fresserchen 2/2

Also, immer wenn du einen Zweifel oder miese Gedanken im Kopf hast: Schnell in die Box damit!

Wenn du sie da hineingeklebt hast, kannst du das Blatt auf der Box auch knicken. Wie viele Knicke schaffst du?

Selbstzweifel-Box von : ....

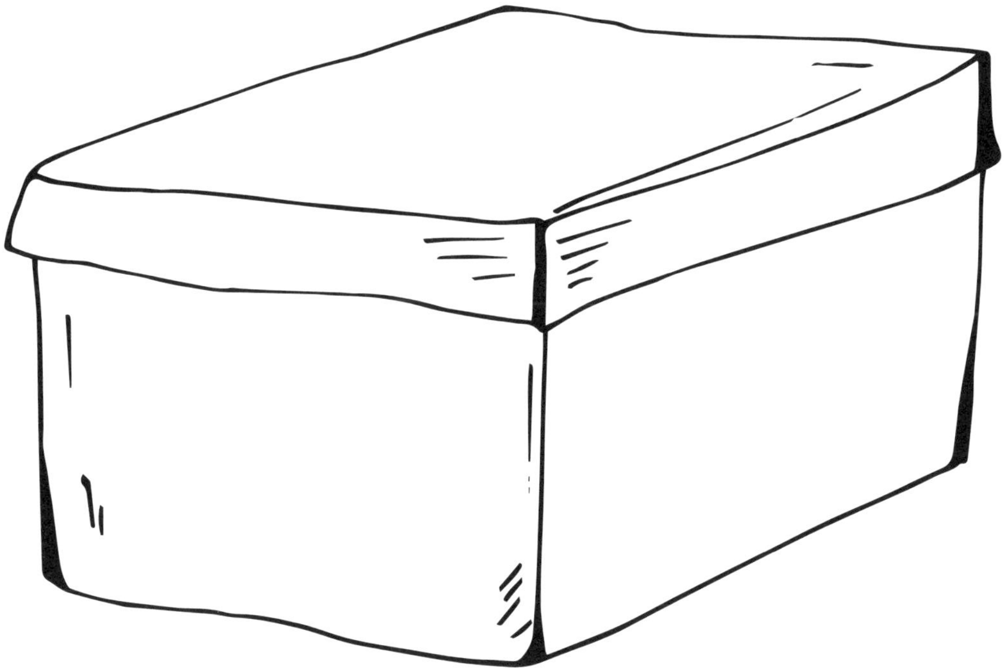

Bastel dir aus Schuhkartons oder anderen Kartons deine eigene Zweifelbox. Vielleicht machst du noch ein Schloss drauf, damit die Zweifel nicht herauskommen.

AB 25 · K

Gemünzter Selbstwert

Manche Menschen behandeln Tiere schlecht und setzen sie einfach aus. Kennst du auch so eine traurige Geschichte? Auch Kinder können sich manchmal gegenseitig blöd behandeln. Kennst du das auch? Haben andere Kinder dir schon einmal Dinge gesagt, die dich traurig gemacht haben?

Blöde Sprüche tun deinem Körper zwar nicht weh, aber es kann sich so anfühlen, als ob dein Herz wehtut. Wenn das passiert, ist es wichtig, dass du weißt, dass du trotzdem wertvoll und gut bist, egal was andere sagen oder wie sie dich behandeln.

Wir machen dafür eine Übung: Stell dir dafür eine Münze vor. Du kannst sie auf den Boden legen und darauf mit deinen Straßenschuhen treten. Du kannst sie auch schmutzig machen. Aber was bleibt? Genau! Sie behält, egal wie du mit ihr umgehst und sie behandelst, immer noch ihren Wert!

- ▶ Was hast du schon einmal Abwertendes über dich gehört? Was hat dir im Herzen wehgetan? Du kannst es in die Sprechblasen schreiben oder malen.
- ▶ Warum soll man dich gut behandeln? Wer ist schon einmal sehr liebevoll mit dir umgegangen? Willst du das in die wertvollen Münzen malen oder schreiben? Da ist der richtige Platz. Du bist es wert, dass man dich freundlich behandelt und nett mit dir umgeht.

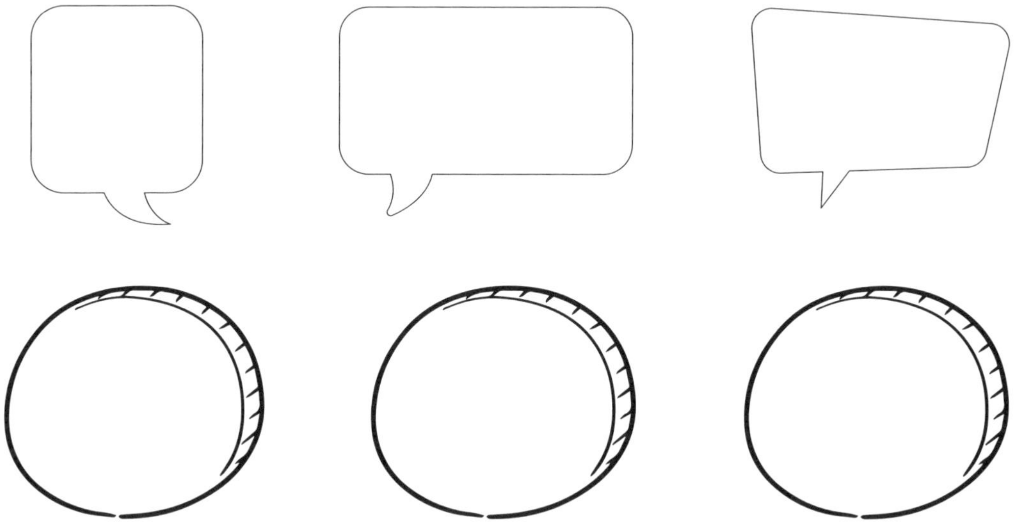

AB 26 · K

Heldenstark

Hast du schon einmal erlebt, dass andere Kinder dich geärgert haben? Hast du dich dabei vielleicht hilflos und kraftlos gefühlt? Hättest du dann einen Helden oder eine Heldin gut gebrauchen können, die an deiner Seite steht? Ein Held oder eine Heldin ist jemand, den du richtig toll findest, der oder die etwas Gutes tut oder besonders mutig oder klug ist. Manchmal sind Helden Menschen aus Büchern oder Filmen, aber es können auch echte Menschen sein, wie ein Freund, eine Lehrerin oder jemand aus deiner Familie.

Wer ist dein Held oder deine Heldin? Was hat er oder sie für besondere Fähigkeiten und Superkräfte? Was davon könntest du gut gebrauchen? Du kannst alle deine Ideen in den Heldenumhang schreiben oder malen.

Weißt du, was das die größte Stärke und die größte Superkraft von Heldinnen und Helden ist?

- Sie vertrauen sich selbst!
- Sie zweifeln nicht an ihren Stärken!
- Sie finden sich selbst gut!

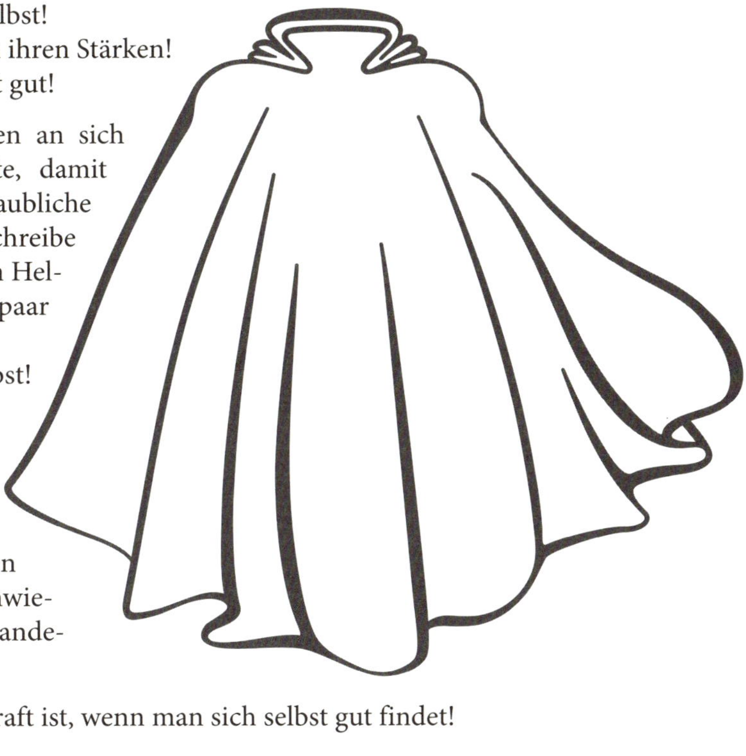

Vertrauen und Glauben an sich selbst sind Superkräfte, damit kannst auch du unglaubliche Dinge tun. Male oder schreibe deine Superkraft in den Heldenumhang. Hier ein paar Ideen:

- Ich vertraue mir selbst!
- Ich zweifle nicht an meiner Stärke!
- Ich finde mich selbst gut!

Mit diesen Superkräften kannst du dich auch schwierigen Situationen mit anderen Kindern stellen.

Denn die beste Superkraft ist, wenn man sich selbst gut findet!

AB 27 · K

Selbstwert-Kresse 1/2

Wenn du gute Gedanken und Gefühle haben willst, kannst du etwas dafür tun. Gerade dann, wenn du dich selbst nicht besonders gern magst, ist das wichtig. Hast du schon einmal von der »Ich-mag-mich«-Gärtnerei gehört? Hier gibt es Gärtner und Gärtnerinnen, die sich um die »Ich-mag-mich«-Gedanken und Gefühle kümmern. Sie haben einen gute Anleitung für dich.

Alles, was du dafür brauchst, ist …

- ein rohes Ei
- einen Eierpieker
- ein bisschen Watte
- etwas Kresse

Du findest Samen für Kresse in jedem Baumarkt in der Gartenabteilung. Ein Erwachsener hilft dir bestimmt dabei.

Und so geht's:

- Nimm das Ei und piekse oben und unten ganz vorsichtig ein Loch hinein.
- Blase dann das Eiweiß und Eigelb hinaus.
- Wenn das Ei leer ist, versuch oben die Schale etwas aufzubrechen. Aber Achtung, sei ganz, ganz vorsichtig dabei!
- Lege jetzt etwas Watte hinein. Lege dann ein paar Kressesamen auf die Watte.
- Tränke die Watte regelmäßig mit Wasser und stelle das Ei an einen sonnigen Ort, z. B. auf die Fensterbank.
- Wenn du dein Selbstwert-Kresse-Ei gut pflegst, wirst du schon bald die ersten grünen Blätter erkennen.

Was glaubst du, hat das alles mit »Ich-mag-mich«-Gedanken und Gefühlen zu tun?

Ganz einfach: Die »Ich-mag-mich«-Gedanken und Gefühle sind manchmal ganz schön zerbrechlich, genauso wie ein rohes Ei. Ihre Schale muss man ganz vorsichtig behandeln. Watte ist weich und zerbricht es nicht. Deshalb sollten nur Menschen, die auch weich und vorsichtig mit dir umgehen, dein »Ich-mag-mich«-Ei berühren. Jemandem, der grob mit deinem Selbstwert-Kresse-Ei ist, solltest du es nicht geben. »Ich-mag-mich«-Gedanken und Gefühle brauchen Zeit zum Wachsen. Also hab ein bisschen Geduld. »Ich-mag-mich«-Gedanken und Gefühle brauchen regelmäßige Pflege. Sie brauchen Wasser und Sonne. Wo fühlst du dich besonders wohl?

Selbstwert-Kresse 2/2

TIPP

Wenn alles klappt und die »Ich-mag-mich«-Gedanken und Gefühle blühen, kann man sie ernten. Du kannst sie wie Kresse als Gewürz nutzen. Die »Ich-mag-mich«-Gedanken und Gefühle sind eine tolle Sache und schmecken richtig lecker! Sie machen dein Leben sehr viel leckerer und verleihen ihm eine gewisse Note oder Würze. Schmeckt auch auf Spaghetti mit Tomatensoße!

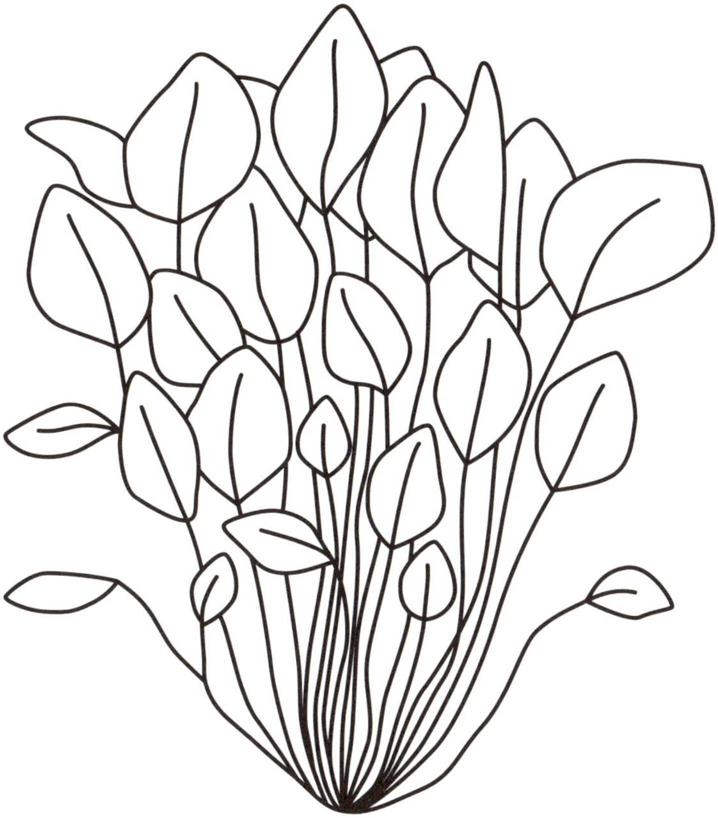

Ganz sicher der Rede wert

Manchmal machen Menschen das bei besonderen Anlässen, zum Beispiel bei einem Geburtstag. Die Menschen, über die in so einer Rede so viel Gutes gesagt wird, sagen dann häufig: »Ach, das ist doch nicht der Rede wert.«

Jetzt wollen wir aber nicht warten bis du 80 Jahre alt bist, bis jemand eine solche Rede über dich hält, oder? Nein, wir wollen dich und deine Stärken schon heute feiern! Du musst nur noch ein paar Lücken ausfüllen. Los geht's!

»Hallo, es ist vielleicht etwas ungewöhnlich, aber ich halte heute eine Rede auf mich selbst.

Mein Name ist .... und ich bin .... Jahre alt. Es gab eine Zeit, da habe ich mich nicht besonders toll gefühlt. Da habe ich Folgendes über mich gedacht: .... Dann habe ich nach und nach meine guten Seiten kennengelernt und gesehen, so dass ich jetzt über mich sagen kann: Ich mag mich, weil ich ....

Andere mögen mich, weil ich ....

Es ist auch sehr mutig, zu erkennen, woran ich noch arbeiten muss und was ich ändern will, und das ist: .... Diese Menschen haben mir geholfen, wenn ich mich nicht so gut gefühlt habe: ....

Sätze, die mir geholfen haben, wenn ich mich mal nicht so gut gefühlt habe und dachte, ich kann gar nichts, waren: ....

....

Ganz sicher der Rede wert 2/2

Das finde ich besonders gut an mir: .... Dieses

Talent oder guten Eigenschaften an mir würde ich nie gegen etwas anderes eintauschen

wollen: ....

Ich muss mich nicht jeden Tag gut finden. Aber ich kann mich okay finden. Dafür, dass ich mich okay finde, habe ich mir jetzt einen riesen Applaus verdient, deswegen:

- ▶ Klatsche ich in meine Hände
- ▶ Klopfe ich mir auf die Schulter
- ▶ Stoße auf mich an

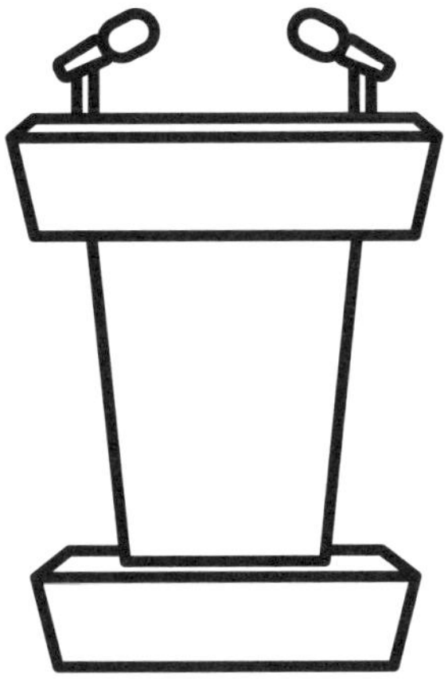

Vielen Dank für meine Aufmerksamkeit!

AB 29 · **K**

Tanz der Bindung

Stell dir vor, man würde dir die Augen verbinden und dich bitten, blind zu tanzen. Das wäre eine ganz schön unsichere Tanzeinlage. Wenn du aber mit jemandem zusammen tanzt, dem du vertrauen kannst, würdest du dir mit der Zeit wohl immer mehr zutrauen und so beim Tanzen immer sicherer werden. Wenn wir anderen vertrauen, dann traut sich der andere auch etwas zu. Und wenn andere uns vertrauen, dann vertrauen wir uns auch selbst ein bisschen mehr.

Wer hat alles schon einmal an dich geglaubt? Und warum?

Vielleicht, während du …
- ▶ eine Aufgabe geschafft hast
- ▶ ein Problem gelöst hast
- ▶ eine Herausforderungen gemeistert hast?

Wenn uns jemand vertraut, fühlt sich das häufig wie eine schöne Umarmung an. Du kannst nicht fallen. Und wenn doch, dann wirst du immer wieder aufgefangen. Das ist wie an der Hand eines anderen blind zu tanzen: »Ich vertraue **dir**. Ich traue **dir** das zu!« Dann entsteht in uns das Gefühl: »Ich vertraue **mir**. Ich trau **mir** das zu!«

Kannst du dich an eine Situation erinnern, in der dir jemand vertraut hat? Was hast du da über dich gedacht? Was hat die andere Person wohl über dich gedacht?

Du kannst die Situation unter die beiden Tiger schreiben. Zusammen mit den Tigern bist du tigerstark!

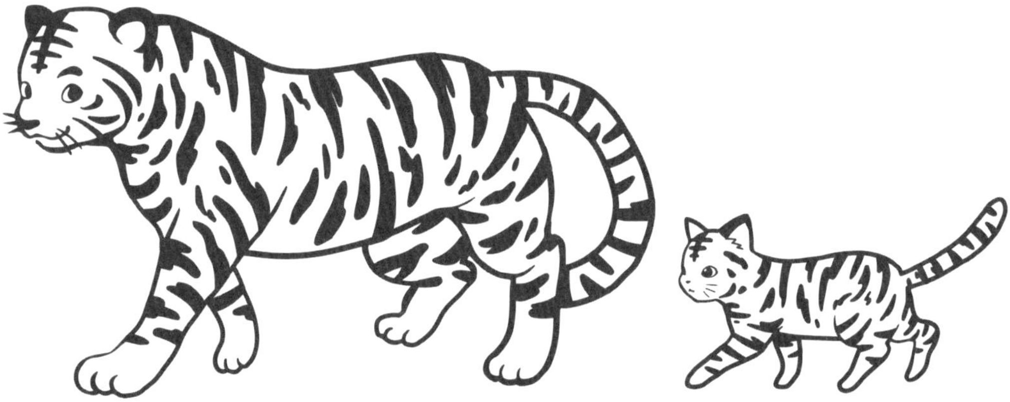

Wertvolle Eltern sein

Liebe Eltern und Bezugspersonen,

Ihr Kind auf seinem Weg zu einem starken Selbstwert zu begleiten, ist eine verantwortungsvolle Aufgabe. Ihr Kind braucht Sie hierbei. Gleichzeitig können Sie Ihr Kind nicht vor allen schlechten Erfahrungen schützen – und das ist auch gut so. Denn Kinder müssen auch lernen, mit schwierigen Situationen und Frustration umzugehen. Auch das gehört zum Älterwerden dazu. Hier können Sie Ihr Kind unterstützen, indem Sie ihm gutes Werkzeug mit an die Hand geben. So kann es lernen, sich selbst zu helfen und selbstwirksam zu sein. Positive Erfahrungen, aber auch wenn etwas nicht auf Anhieb klappt, stärken den Selbstwert. So bleibt auch bei negativen Erfahrungen der Selbstwert eine stabile Basis für Ihr Kind.

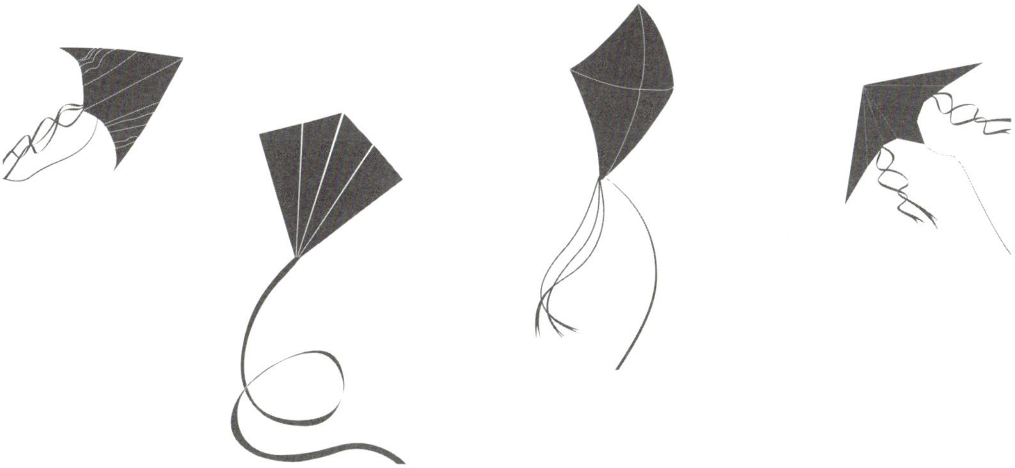

Überlegen Sie einmal, was Sie Ihrem Kind auf seinem Weg zu einem gesunden Selbstwert mitgeben möchten und schreiben Sie es an die Drachen. Sie können auch gerne in einem kurzen Brief Ihre Zusagen und Versprechen an Ihr Kind formulieren, damit Ihr Kind mutig sein kann, sich selbst zu entfalten, sich auszuprobieren, um so seinen Selbstwert mutig zu stärken.

Wertvolle Eltern sein

Überlegen Sie auch gerne einmal, welche guten Winde Sie den Drachen und Ihrem Kind mitgeben würden? Dies könnten beispielsweise sein:

- Mehr positive Rückmeldungen
- Mehr Körperkontakt
- Mehr selbstwertstärkende Erfahrungen im sozialen Bereich
- Mehr selbstwertstärkende Erfahrungen bei Freizeitmöglichkeiten
- Mehr Leistungsmöglichkeiten (weniger Leistungsdruck)
- Weniger vom Mehr: z. B. Überangebot von Hobbys reduzieren
- Mehr ehrliche Rückmeldung, damit Ihr Kind sich und seine Fähigkeiten besser einschätzen lernt
- Mehr gemeinsame Gefühle erleben, wie z. B.:
  - Sich übereinander freuen
  - Gemeinsam lernen, auch bei Frustration nicht den Glauben in sich selbst zu verlieren
  - Gemeinsam Strategien entwickeln zum Umgang mit Frustrationen und Enttäuschungen

Mit welchen guten Vorsätzen möchten Sie den Wind heute noch einmal für Ihr Kind drehen?

Sie können selbst Formulierungen wählen oder eine der obigen wählen und in den Wind der Veränderung schreiben. So können Sie sich daran erinnern, welche Windkraft Ihr Kind zum sicheren Selbstwert braucht.

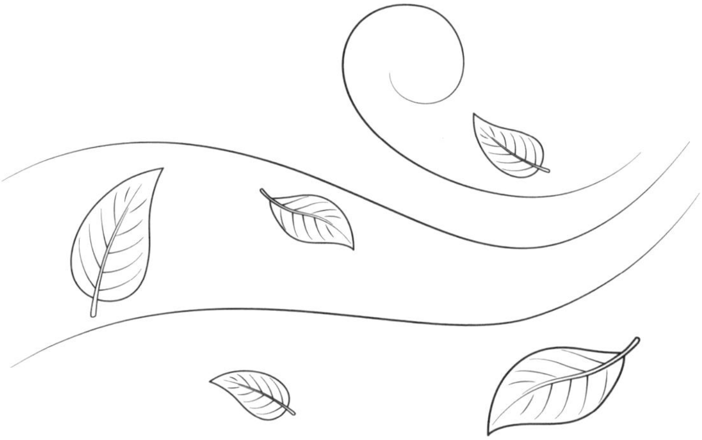

Über die Mitwirkenden

Autorin

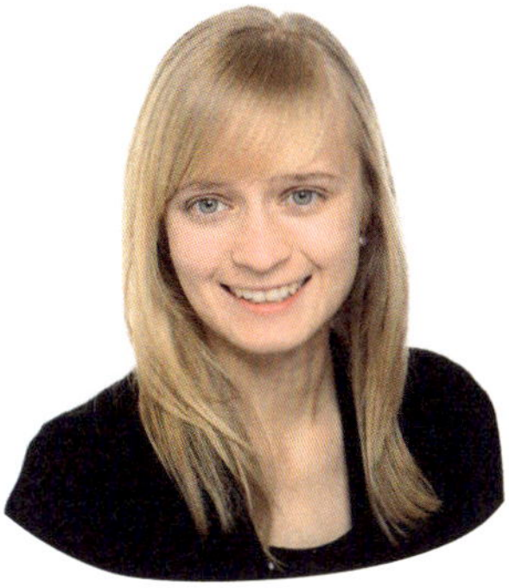

Marny Münnich, M. Sc. Psychologin, ist Psychologische Psychotherapeutin mit dem Schwerpunkt Verhaltenstherapie. Sie arbeitet als wissenschaftliche Mitarbeiterin am Lehrstuhl Klinische Psychologie und Psychotherapie von Frau Prof. Dr. Martin an der Bergischen Universität Wuppertal. Ihr therapeutischer Schwerpunkt liegt insbesondere in der Behandlung von Störungen aus dem schizophrenen Formenkreis. Ihr wissenschaftlicher Fokus liegt im Bereich körperbildassoziierter Störungen, achtsamkeitsbasierter Interventionen und des Embodiments. In ihrer Freizeit schreibt sie Lyrik und Prosa mit diversen Veröffentlichungen in unterschiedlichen Verlagen und Medien.

Illustrator

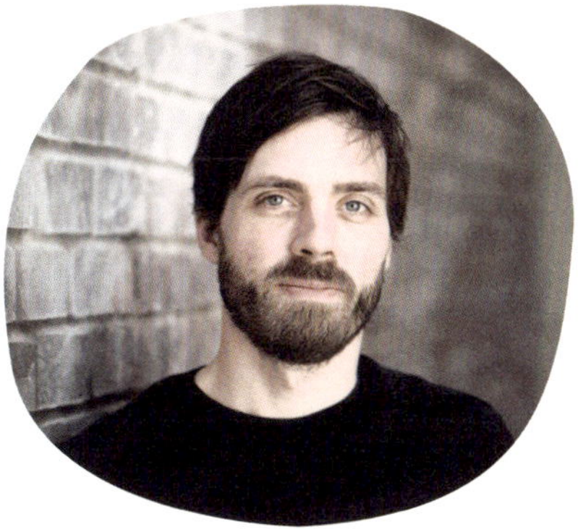

Matthias Pilsl, Dipl.- Kunsttherapeut, studierte an der HKT in Nürtingen und ist seit 2009 freischaffender Künstler. Mit seiner Malerei konnte er sich bereits international profilieren. Er arbeitet als Freelancer im grafischen Bereich mit den Schwerpunkten Illustration, Fashion Graphic Design und 3D Visualisierung.

Reihenherausgeberin

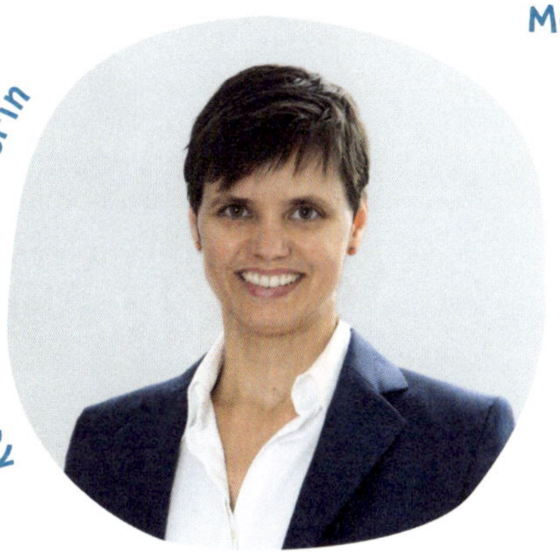

Melanie Gräßer, Dipl.-Psych., ist Psychologische Psychotherapeutin mit eigener Praxis für Kinder, Jugendliche und Erwachsene in Lippstadt. Sie verfügt über langjährige Berufserfahrung in der Kinder- und Jugendlichenpsychotherapie und -pädiatrie. Neben ihrer praktischen Tätigkeit gibt sie seit vielen Jahren Seminare und Supervision im Bereich der Psychotherapieausbildung sowie im Rahmen von Selbsthilfegruppen, zudem ist sie Gutachterin sowie Selbsterfahrungsanleiterin. Sie ist Autorin und Entwicklerin therapeutischer Materialien und Spiele. www.melanie-graesser.de

Bildnachweis

Illustrationen Cover, Geschichte und Kindererklärteil: Matthias Pilsl

Grafiken auf Arbeitsblätter: © GettyImages – AB 1 Zeitung: ourlifelooklikeballoon, AB 2 Höhle: larryrains, AB 2 Steine: ourlifelooklikeballoon, AB 3 Pfau: ElenaKo, AB 4 Coat: Tatsiana Hrak, AB 5 Obst: Nosyrevy, AB 5 Obstkreis: eliflamra, AB 6 Pfütze: lineartestpilot, AB 7 Zeigefinger: ElenVD, AB 7 Hand: gooddesign10, AB 8 Pfotenabdruck: Pavel Kostenko, AB 9 Stern: TukTuk Design, AB 10 Pusteblume: NGUYEN THI NHI, AB 11 Chamäleon: NGUYEN THI NHI, kasiman kasiman, AB 12: Körper: MaskaRad, AB 13 Farbtopf: Milyausha Shaykhutdinova, AB 14 Armband: BeatWalk, AB 16 Gießkanne: Iuliia Bessonova, AB 17 Monster: Insh1na, AB 18 Krokodil: ourlifelooklikeballoon, AB 18 Brückensprosse: MaxNadya, AB 19 Elefant mit Blase: golden_SUN, AB 20 Kletterpflanze: Nataliia Nesterenko, AB 21 Playbuttom: Kadirkaba, AB 22 Blumenstrauß: Olha Furmaniuk, AB 24 Sprechblasen: alano design, AB 24 Box: Oksana Vainrub, AB 25 Münzen: ourlifelooklikeballoon, AB 26 Umhang: Robtoz, AB 27: Brunnenkresse: Aleksandra Tarasyuk, AB 28 Rednerpult: A Mokhtari, AB 29 Tiger: sayukichi, AB 30 Drachen: 09910190, AB 30 Blätter: 1354369851